# ÉTUDE SUR L'EXPLORATION

ET LA

# SENSIBILITÉ DE L'OVAIRE

ET EN PARTICULIER

## DE LA DOULEUR OVARIQUE

## CHEZ LA FEMME ENCEINTE

PAR

Henri CHAIGNOT,

Docteur en médecine de la Faculté de Paris,
Ancien externe des hôpitaux,
et de la Clinique d'accouchements de Paris,
Médaille de Bronze de l'Assistance publique.

PARIS

LIBRAIRIE J.-B. BAILLIÈRE ET FILS

19, rue Hautefeuille, près le boulevard Saint-Germain

1879

# ÉTUDE SUR L'EXPLORATION

## ET LA

# SENSIBILITÉ DE L'OVAIRE

### ET EN PARTICULIER

# DE LA DOULEUR OVARIQUE

# CHEZ LA FEMME ENCEINTE

PAR

Henri CHAIGNOT,

Docteur en médecine de la Faculté de Paris,
Ancien externe des hôpitaux,
et de la Clinique d'accouchements de Paris,
Médaille de Bronze de l'Assistance publique.

PARIS

LIBRAIRIE J.-B. BAILLIÈRE ET FILS

19, rue Hautefeuille, près le boulevard Saint-Germain

1879

A MON PÈRE

A MA MÈRE

A MON FRÈRE LE DOCTEUR CHAIGNOT
(de Gien),

Mon premier guide dans mes études, et mon modèle.

Amitié inaltérable.

A MES SŒURS

A MA FAMILLE

A MES AMIS

Chaignot.

# A M. LE DOCTEUR BUDIN

Chef de clinique d'accouchements à la Faculté de Paris.

Hommage de reconnaissance.

## M. LE PROFESSEUR DEPAUL

Professeur de clinique obstétricale (Hôpital des Cliniques),
Membre de l'Académie de médecine.


## A M. LE DOCTEUR BERGERON

Médecin de l'hôpital Sainte-Eugénie (Enfants-Malades),
Membre de l'Académie de médecine.
(Externat, 1878.)


## A M. LE DOCTEUR DUPLAY

Chirurgien de l'hôpital Lariboisière,
Membre de l'Académie de médecine,
(Externat, 1876.)


A MES AUTRES MAITRES DANS LES HOPITAUX


## MM. LABBÉ, NICAISE, DUMONTPALLIER, LANDRIEUX.

## A M. LE DOCTEUR GALLARD

Médecin de l'hôpital de la Pitié,
Officier de la Légion d'honneur.

Témoignage d'affectueux dévouement.

Attaché particulièrement à vous pendant toute la durée de mes études médicales, j'ai appris, à vos côtés, à aimer chaque jour de plus en plus la médecine et les malades.

Recevez ici, bien cher maître, l'assurance de ma profonde gratitude pour toutes vos bontés.

# ÉTUDE SUR L'EXPLORATION

## ET LA

# SENSIBILITÉ DE L'OVAIRE

## ET EN PARTICULIER

# DE LA DOULEUR OVARIQUE

# CHEZ LA FEMME ENCEINTE

## INTRODUCTION ET DIVISION.

Le palper abdominal chez la femme enceinte était connu et pratiqué depuis longtemps; les accoucheurs, en le décrivant, lui accordaient tous une utilité incontestable. En France, Velpeau, puis Devilliers et Chailly, Mattéi, Tarnier, Guyon, Lucas-Championnière s'efforcèrent de mettre en honneur ce procédé d'exploration. Malgré cela il demeurait, aux yeux du plus grand nombre des praticiens, un moyen en quelque sorte accessoire pour arriver au diagnostic de la présentation et de la position du fœtus; l'auscultation et le toucher restaient seuls les deux grands moyens couramment employés. Tout récemment, on a cherché à vulgariser son emploi, en faisant ressortir tous ses avantages, en simplifiant la méthode opératoire et la soumettant à des règles précises; tel est le but du traité de M. Pinard (1).

En notre qualité d'externe à la clinique d'accouchements, dans le service de notre très-honoré maître, M. le professeur Depaul, nous avons eu l'heureuse fortune de pouvoir nous exercer, avec M. Budin, à la pratique du palper. Le nouvel essort que semble prendre la méthode justifie le choix de notre sujet de thèse, qui se rapporte à ce qu'on peut appeler non un inconvénient proprement dit, mais un *incident du palper*.

Appliqué au diagnostic des présentations et des positions, le palper nécessite une certaine pression; et, si le diagnostic est douteux, on insiste sur l'examen, on presse plus fortement pour apprécier avec exactitude la situation et la forme des parties fœtales. En agissant doucement, graduellement, il n'en résulte le plus ordinairement aucune gêne pour la patiente. Mais il arrive parfois que l'explorateur provoque une plainte, un mouvement brusque. Cette plainte étant tout à fait passagère, on passe outre en général sans s'en inquiéter.

M. le D$^r$ Budin, qui avait rencontré plusieurs fois de suite cette douleur particulière en pratiquant une palpation modérée, en fut surpris, et chercha s'il ne pourrait pas en déterminer l'origine. Bientôt il acquit la conviction que, dans un certain nombre de cas, cette douleur provoquée était produite par le passage de l'ovaire sous la main de l'explorateur. Au commencement de cette année il communiquait son opinion à la Société de Biologie (séance du 21 février 1879). La note qu'il publia (2) fut concise et

(1) Pinard. Traité du palper abdominal au point de vue obstétrical, et de la version par manœuvres externes. Paris, 1878.

(2) Budin. De la douleur ovarique chez les femmes enceintes. Progrès médical, 1er mars 1 79.

bornée à l'exposé sommaire des faits. Comme nous avions été témoin de ses premières recherches, il voulut bien nous confier le soin de donner à la question, avec les preuves à l'appui, les développements qu'elle comportait. Puissent nos efforts avoir répondu au désir de notre excellent ami et maître, que nous remercions bien vivement des bons conseils qu'il nous a donnés.

Nous avons recherché, chez les femmes enceintes, la douleur ovarique décrite par M. Budin. Pour cela, nous pratiquions avec soin l'exploration des parties latérales de l'utérus, ce qu'on pourrait appeler le *palper des annexes*. Nous avons rencontré un assez grand nombre de cas où on pouvait provoquer, à volonté, une douleur à caractères constants, et nous établissons que cette douleur correspond à la région ovarique. Bien entendu on trouvera beaucoup moins fréquemment, dans la pratique, la douleur ovarique. Nous ne l'avons obtenue si souvent que parce que nous la recherchions, recherche tout au moins inutile d'ordinaire; nous l'avons pu faire dans l'intérêt d'une étude scientifique puisqu'il n'en résultait pas le moindre inconvénient consécutif.

Dans ce mémoire, nous résumons d'abord les notions anatomiques qui peuvent être invoquées à l'appui du fait que nous voulons démontrer. Puis nous donnons quelques détails sur l'exploration de l'ovaire et des ligaments ronds.

La description des caractères de la douleur, et des conditions favorables à son développement, forment l'objet du chapitre suivant. Nous parlons incidemment de la douleur ovarique spontanée, qui, si elle vient a être démontrée, expliquera quelques-unes de ces douleurs subites et passagères, éprouvées par certaines femmes grosses sous l'influence d'attitudes déterminées.

Vient ensuite le diagnostic différentiel des douleurs abdominales qui pourraient à la rigueur être confondues avec la
douleur ovarique.

La sensibilité de l'ovaire à l'état normal étant une question controversée, nous avons cru devoir rechercher dans
un dernier chapitre si, pendant la gestation, cet organe
n'est pas dans un état congestif favorable à la production
de la douleur ovarique. Des opinions contraires, comme on
le verra, ont été émises sur ce point.

On trouvera groupées à la fin de notre travail les observations détaillées qui lui ont servi de base.

## CHAPITRE PREMIER.

### CONSIDÉRATIONS ANATOMIQUES.

*Utérus.* — L'utérus, pendant la gestation, augmente
progressivement de volume, et d'une manière assez régu-
lière pour qu'on puisse juger approximativement de l'âge
de la grossesse par la hauteur du fond de cet organe. Ca-
ché, avant la conception, dans le petit bassin, derrière la
symphyse pubienne, bientôt après il ne peut plus être contenu dans l'excavation pelvienne, et il s'élève alors dans la
cavité abdominale jusqu'au point d'envahir, près du terme,
la région épigastrique. A partir du moment où elle a dé-
passé le détroit supérieur, la matrice peut donc être facilement explorée par le palper, à travers les parois abdominales, dans sa moitié antérieure.

Les diverses parties de l'utérus ne participent pas également à son développement, aux différentes époques de la gestation; d'après les auteurs classiques, l'ampliation pendant les premiers mois se ferait surtout aux dépens des diamètres transverse et antéro-postérieur (1); le fond de l'organe prend un accroissement considérable pendant les six premiers mois et les parties latérales suivent cet accroissement d'une façon inégale (2) ; pour le professeur Depaul la partie antérieure se développe habituellement plus que la région postérieure. Le segment inférieur se développe surtout dans les trois derniers mois, et ordinairement se dilate plus en avant qu'en arrière d'après l'opinion de MM. Tarnier et Chantreuil (3), pour lesquels la paroi postérieure du corps est la partie qui se développe le plus dans les deux tiers supérieurs. Ce qui importe le plus à notre sujet — et les auteurs sont d'accord sur ce point — c'est que les insertions des ligaments ronds et des trompes se trouvent, sur la matrice dilatée, à peu près à l'union du tiers antérieur avec les deux tiers postérieurs.

En même temps qu'il augmente de volume, l'utérus subit des modifications dans sa forme, dans sa direction, dans ses rapports, etc...; il perd peu à peu sa forme de poire aplatie qu'il possédait à l'état de vacuité pour devenir globuleux, sphéroïdal, et finalement un ovoïde presque parfait. Les anciens bords latéraux et les angles ne sont marqués que par les diverses parties des annexes qui y sont fixées.

Très-rarement l'utérus gravide se trouve sur la ligne médiane ; il est le plus souvent incliné d'un côté ou de l'autre. Dans l'immense majorité des cas, 76 fois sur 100,

(1) Joulin. Traité d'accouchements. Paris, 1867, p. 328.
(2) Depaul Clinique obstétricale. Paris, 1872-1876, p. 103.
(3) Tarnier et Chantreuil. Traité d'accouchements. Paris, 1878, p. 184.

d'après Dubois et Pajot, c'est du côté droit que le fond se trouve porté. De plus, dans le dernier mois, il éprouve, d'une manière presque constante, un mouvement général de rotation sur son axe qui tourne sa face antérieure du côté droit et ramène en avant le bord latéral gauche et les annexes du côté correspondant. On a cherché à expliquer, par différentes causes, le mouvement de *torsion*, et *l'inclinaison* latérale droite ; les principales qu'on ait invoquées sont l'insertion du mésentère sur la colonne vertébrale, oblique de haut en bas et de gauche à droite, la brièveté du ligament rond du côté droit, la présence de l'*S* iliaque à gauche. M. Courty (1) admet qu'il y a normalement, même chez les femmes qui n'ont pas été mères, une légère inclinaison du fond à droite, laquelle s'exagère pendant la grossesse ; il se demande avec Mauriceau et Freund si la brièveté relative des annexes droites n'est pas plutôt l'effet que la cause de cette inclinaison, qui, pour ces auteurs, serait congénitale. Quoi qu'il en soit, il est facile de se rendre compte journellement sur la femme enceinte de la fréquence de la déviation latérale, et la rotation « est un fait qui a été constaté dans de nombreuses nécropsies (Depaul). »

Dans son ascension, la matrice entraîne avec elle les ovaires, les trompes et les divers ligaments du système génital interne dont toutes les parties éprouvent des changements notables dans leurs rapports, non-seulement avec les autres organes, mais aussi entre elles. Les derniers s'expliquent par les inégalités de développement de l'organe gestateur, dont il a été question plus haut. Le plus habituellement la masse intestinale avec l'épiploon sont refoulés en haut et à gauche par le globe utérin, mais on trouve encore sur les côtés une partie du gros intestin, le

(1) Courty. Traité pratique des maladies de l'utérus, des ovaires et des trompes, 3ᵉ édit. Paris, 1879, p. 24.

cæcum et le côlon ascendant à droite, l'*S* iliaque et le côlon descendant à gauche.

*Ligaments larges.* — Les ligaments larges favorisent par l'écartement de leurs lames le développement de la matrice, mais ne disparaissent pas comme on le croyait autrefois ; ils changent de longueur, de direction, de forme, et s'hypertrophient eux-mêmes pour suivre dans une certaine mesure l'accroissement du muscle utérin. Ils sont tiraillés, ne représentent plus chacun un quadrilatère, avec une face regardant en avant et une autre en arrière, avec un bord interne occupant par son insertion tout le côté de l'utérus ; au lieu d'être horizontaux, ils prennent une direction presque verticale et s'appliquent sur les côtés de l'organe ; mais, jusqu'à la fin, la division de leur partie supérieure en trois ailerons est reconnaissable, et les deux ailerons postérieurs forment encore aux ovaires et aux trompes, de chaque côté, des pédicules qui font que ces organes jouissent d'une certaine mobilité, quoique plus rapprochés de la matrice.

*Ligaments ronds.* — Les ligaments ronds, composés pour la plus grande partie de fibres musculaires venues de l'utérus, s'hypertrophient considérablement pendant la grossesse. Stoltz (1) dit qu'ils sont quadruplés de volume. Leur hypertrophie est surtout marquée à la partie supérieure, où les fibres qu'ils reçoivent de la matrice sont plus abondantes et plus volumineuses ; à la partie inférieure, les fibres lisses se mêlent à des fibres striées provenant, selon Rouget, du muscle transverse de l'abdomen, et, selon Sappey, des épines du pubis. Leur insertion à l'utérus, se fai-

(1) Stoltz. Art. Grossesse du Nouveau Dictionnaire de médecine et de chirurgie pratiques, t. XVII, p. 14.

sant à l'état de vacuité à la lèvre antérieure des bords, se trouve pendant la grossesse sur le segment antérieur de l'organe, ou bien à l'union du cinquième antérieur avec les quatre cinquièmes postérieurs des faces latérales, et à une certaine distance du fond. Ils forment deux cordons de la grosseur d'une plume de corbeau à celle d'une plume d'oie, étendus à peu près verticalement de la région ombilicale à la région inguinale.

Le ligament rond du côté droit est plus gros et plus court que celui du côté gauche ; j'ai déjà parlé de l'influence, attribuée à cette différence de longueur, dans la situation de la matrice.

*Trompes.* — Les trompes éprouvent des changements anatomiques beaucoup moins sensibles que les ligaments ronds ; les fibres lisses qu'elles reçoivent de l'utérus étant moins nombreuses, elles sont loin d'acquérir la même augmentation de volume et la même dureté, mais cependant elles participent manifestement au mouvement d'hypertrophie générale des annexes. Elles sont situées dans l'épaisseur du bord supérieur et dans l'aileron moyen des ligaments larges, un peu en arrière des ligaments ronds, un peu en avant des ligaments des ovaires. La mobilité de leur extrémité externe ou pavillon leur permet de suivre sans tiraillements l'élévation de l'utérus. Leurs dimensions ne sont que très-peu modifiées. M. Sappey (1) leur assigne, à l'état normal, 12 centimètres de longueur, et 5 à 6 millimètres de diamètre sur leur partie moyenne. Leurs principales modifications portent sur leur changement de direction, et leur point d'insertion à l'utérus; elles deviennent verticales comme les ligaments larges, et leur

(1) Sappey. Traité d'anatomie descriptive, 3e édit., t. IV, p. 736.

extrémité interne, au lieu d'aboutir à l'angle supérieur, correspond à l'union du tiers supérieur avec les deux tiers inférieurs de l'organe. Richard a signalé la fréquence de pavillons accessoires, constitués sur le même type que le pavillon principal, et dans son voisinage.

Ajoutons enfin qu'il n'est pas rare de trouver, sur les bords du pavillon ou dans l'épaisseur même du ligament large, des petits kystes de volume variable, dont l'origine est différente, suivant la situation qu'ils occupent.

*Ovaires.* — Les ovaires, dans l'état de vacuité, jouent dans le système génital, le rôle principal pendant toute la période d'activité sexuelle de la femme ; pendant la grossesse, au contraire, ils semblent sommeiller, s'effacent en quelque sorte devant l'utérus pour n'en constituer alors véritablement qu'une annexe. Les principales modifications qu'ils éprouvent se passent dans le corps jaune. Nous devons néanmoins nous arrêter avec quelques détails sur leur description, et nous signalerons chemin faisant les changements de situation, de direction, de volume, qui surviennent pendant la gestation.

Les ovaires sont deux petits corps ovoïdes qu'on a comparés à une amande ou à une fève des marais. Ils sont appendus à l'utérus auquel ils sont fixés, placés symétriquement de chaque côté, dans l'aileron postérieur du ligament large, en arrière des ligaments ronds et des trompes. Portal (1), le premier, a signalé une légère différence de hauteur entre ces deux organes ; l'ovaire gauche, d'après cet auteur, serait un peu plus élevé que le droit. Les changements de direction de l'utérus gravide, dont nous avons parlé plus haut, font comprendre que cette différence de

(1) Lieutaud. Anatomie historique et pratique, t. II, p. 165, note ajoutée par Portal.

hauteur doit s'accentuer dans le même sens, pendant la grossesse. Chez la femme adulte, et avant la conception, ils sont situés transversalement dans le petit bassin, à la hauteur des angles de la matrice dont ils sont distants de plusieurs centimètres.

L'extrémité interne de chacun d'eux se continue avec le ligament de l'ovaire qui l'attache à l'utérus ; c'est un cordon de 30 à 35 millimètres de longueur et de 3 à 4 millimètres de diamètre, composé de fibres musculaires lisses, qui s'hypertrophie pendant la grossesse. Leur extrémité externe est rattachée au pavillon de la trompe de Falloppe par le ligament de la trompe.

Intimement uni à la matrice, l'ovaire suit les déplacements de l'organe gestateur, et répond successivement, à l'hypogastre, à la région ombilicale et aux flancs. Il faut remarquer cependant que l'ascension des ovaires, comme celle des ligaments et des trompes, n'est pas en raison directe de celle de la matrice, c'est-à-dire que plus le fond de la matrice s'élève dans le ventre, plus il s'éloigne des ovaires ; ceux-ci peuvent, aux huitième et neuvième mois, occuper la partie moyenne, ou au moins le tiers supérieur de l'organe. Ils sont alors presque accolés à la paroi utérine, ont pris une direction se rapprochant de la verticale, une de leurs faces regardant en dehors, l'autre en arrière et en dedans. Leur mobilité, très-étendue dans l'état de vacuité, est alors diminuée, mais n'a pas disparu complétement ; on verra par la lecture de nos observations qu'elle est parfois encore très-marquée, et on peut lire dans la monographie de Deneux (1) la relation d'un fait de hernie de l'ovaire survenue pendant la grossesse.

Le *volume* de l'ovaire est variable. Il diffère suivant les

(1) Deneux. Recherches sur la hernie de l'ovaire, 1813, et Wibaille, thèse 1874, p. 25.

individus ; il diffère aussi sur une même femme, suivant qu'on considère l'ovaire droit ou l'ovaire gauche, suivant l'âge de l'individu, suivant les diverses époques de la période d'activité sexuelle. On trouvera dans un excellent mémoire de Puech (1) de nombreux détails sur le volume de l'ovaire aux divers âges. Dans la période d'état (Puech comprend sous ce nom le temps qui s'écoule depuis la fin de la première grossesse jusqu'à la ménopause), les moyennes obtenues par cet auteur sont les suivantes :

36$^{mm}$5 de long., 18$^{mm}$ de haut., 13$^{mm}$7 d'épaiss., pour l'ovaire droit.
35$^{mm}$ — 16$^{mm}$7 — 11$^{mm}$3 — — gauche.

M. Sappey, dont tout le monde connaît les belles recherches sur ces organes, donne (2) une moyenne générale à peu près semblable :

38$^{mm}$ de longueur, 18$^{mm}$ de hauteur, 15$^{mm}$ d'épaisseur.

D'après Négrier (3), les jeunes filles menstruées de bonne heure, et qui présentent les caractères de ce qu'il appelle le *tempérament ovarien*, sont presque toujours pourvues d'ovaires volumineux, et la fonction ovarienne se prolonge chez elles beaucoup plus longtemps. On a également noté des dimensions relativement exagérées de l'organe, une sorte d'hypertrophie physiologique, chez des femmes adonnées à la débauche ou douées de passions violentes. (4) Chez les hystériques, bien que le microscope n'y ait encore

{1) Puech. Des ovaires et de leurs anomalies. Paris, 1873.

(2) Sappey. Traité d'anatomie descriptive, 3$^e$ édit., t. IV, p. 713.

(3) Négrier. Recueils de faits pour servir à l'histoire des ovaires. Angers, 1858, p. 4.

(4) Mathias Duval. Art. Ovaire du Nouv. Dict. de méd. et de chir. prat., t. XXV, p. 464.

découvert aucune lésion anatomique spéciale, les ovaires deviennent le siége d'un gonflement qui les rend plus accessibles à l'exploration (1).

Pendant la période menstruelle l'ovaire augmente de volume ; c'est un fait déjà noté par Lecat (2), en 1765, et constaté depuis par nombre d'observateurs, tant sur le cadavre dans des autopsies de femmes mortes pendant les règles (Négrier, Gendrin, Raciborski, Bischoff, Courty, Puech, etc.), que sur le vivant, où l'on a pu assister à ce gonflement passager dans des cas de hernie de l'ovaire (Verdier, Oldham, Deneux, Puech, Morel–Lavallée, Courty). Il y a alors, dit Puech, « fluxion, congestion physiologique, gonflement de l'organe, augmentation de ses divers diamètres, au point que le volume en est doublé et même triplé. » Le même auteur ajoute : « L'ovaire qui n'est point le siége de la rupture vésiculaire ne paraît point participer au mouvement fluxionnaire ou n'y participe que d'une façon presque insensible. L'augmentation, notable pour l'épaisseur et la hauteur, est beaucoup plus légère pour le diamètre transversal, si tant est qu'elle existe. »

L'ovaire augmente-t-il de volume pendant la grossesse ? La chose n'est pas douteuse pour la grande majorité des auteurs. Murat (3), Velpeau (4), Chereau (5) disent qu'ils sont plus volumineux et plus mous ; Courty (6) professe la

---

(1) Charcot. Maladies du système nerveux, t. I, Douleur ovarienne de l'hystérie, 2ᵉ édit., p. 320.

(2) Lecat. La menstruation est une espèce de phlogose voluptueuse et en quelque sorte hémorrhoïdale. (Nouveau système sur la cause de l'écoulement périodique. Amsterdam, 1765, p. 34.)

(3) Murat. Dict. des scienc. méd., 1819, t. XXXIX, p. 4.

(4) Velpeau. Traité d'accouchements, t. I, p. 169.

(5) Chereau. Mémoire pour servir à l'étude des maladies des ovaires. 1ᵉʳ mémoire, Paris, 1844, p. 137.

(6) Courty. Maladies de l'utérus, 3ᵉ éd., pp. 6, 17.

même opinion ; Joulin (1) et Cazeaux (2) dîsent qu'ils sont notablement augmentés ; pour Stoltz (3), Jacquemier, Tarnier et Chantreuil (4) ils sont doublés. M. le professeur Depaul nous a dit aussi qu'il les avait trouvés plus volumineux qu'à l'état de vacuité, surtout l'ovaire qui porte le corps jaune. Cependant Bischoff (5) — et quelques auteurs, entre autres Gallard (6), Boinet (7), etc., ont adopté son opinion. — Bischoff affirme que « on voit toujours, chez les femmes enceintes, l'ovaire petit, raccorni, sec, pâle, contenant peu de sang. » Nous reviendrons, dans une autre partie de notre travail, sur la fonction de l'ovaire pendant la grossesse, sur son état de congestion ou d'anémie.

Mais tous ces auteurs n'avaient pas pris de mensurations rigoureuses ; Puech (8), citant dans son mémoire les observations qu'il a pu recueillir dans ces dernières conditions, arrive aux conclusions suivantes : « Augmentation de poids et des divers diamètres, tels sont les changements amenés par la grossesse, ou, pour être plus exact, pendant les trois premiers mois de la gestation. L'ovaire ayant fourni l'ovule fécondé, conserve l'accroissement produit par le travail antérieur de la menstruation. » Mais si Puech déclare nettement qu'il y a augmentation de volume

(1) Joulin, Traité d'accouchements, 1867, p. 372.

(2) Cazeaux. Traité d'accouchements, 7e édit., p. 56.

(3) Stoltz. Art. grossesse du Nouveau Dic. de méd. et de chir. prat., t. XVII, p. 14.

(4) Tarnier et Chantreuil. Traité de l'art des accouchements. Paris, 1878, p. 232.

(5) Bischoff. Etudes sur la théorie de la menstruation et de la fécondation. Arch. de méd., 1854, p. 545.

(6) Gallard. Mémoire sur les hématocèles spontanées. Arch. de méd., 1860, p. 21 ; et Leçons sur l'ovarite (publiées in Gazette des hôpitaux). Paris, 1869, p. 61.

(7) Boinet. Maladies des ovaires, 2e édit. Paris, 1877, p. 46.

(8) Puech. Ouvrage cité.

au début, il est loin d'être précis pour la dernière période de la grossesse. Il ajoute, en effet, quelques lignes plus loin : « On a lieu de croire que, après le troisième mois, l'ovaire suit la marche descendante du corps jaune, mais on n'a pas de faits assez méthodiquement observés pour pouvoir établir d'une façon précise cette diminution. Pour remplir son programme, on devrait étudier cet organe et déterminer l'étendue de ses diamètres à chacun des mois suivants ; mais, faute de matériaux sérieux, ce travail reste encore à faire. L'exagération des diamètres constatée chez les femmes mortes en couches ne peut avoir de valeur. Pour bien apprécier la physionomie de l'ovaire aussitôt après l'accouchement, il faut étudier sur des femmes mortes par accidents, et on reconnaîtra avec nous qu'ils sont alors *plutôt atrophiés qu'hypertrophiés.* »

L'évolution du corps jaune est un des points les plus intéressants de la physiologie de l'ovaire, mais nous n'avons point à entrer ici dans ses détails. Contentons-nous de dire que ce corps atteint son apogée vers le troisième mois de la grossesse, époque à laquelle il est quelquefois plus volumineux que l'ovaire lui-même ; du sixième au neuvième mois il a perdu au moins les deux tiers de son volume, et forme encore après l'accouchement un petit tubercule de 7 à 8 millimètres de diamètre (1).

Les ovaires les plus volumineux que Puech ait trouvés dans ses recherches (2), sont ceux d'une femme ayant récemment conçu et se livrant avec une certaine ardeur aux plaisirs de l'amour. L'ovaire droit mesurait 58 millim. de long, 42 de hauteur et 38 d'épaisseur ; le gauche, 46 de long, 26 de haut et 18 d'épaisseur.

Les *vaisseaux* et les nerfs qui se rendent à l'ovaire, sont

(1) Depaul. Loc. cit., p. 169.
(2) Annales de gynécologie, t. X, p. 4, juillet 1878.

d'abord situés dans l'épaisseur du ligament large, ils pénètrent dans l'organe par son bord adhérent (hile) ou bord inférieur. Notons ici que les veines forment au-dessous du hile, par leurs anastamoses, une masse relativement considérable, *bulbe de l'ovaire*, *plexus sous-ovarien*, à l'étude duquel se rattachent les noms de Jarjavay (1), Rouget (2), Richet (3), Devalz (4).

Sous l'influence de la congestion fréquemment répétée des époques menstruelles, ces veines deviennent souvent le siége de dilatations variqueuses, forment dans le ligament large des nodosités, de véritables tumeurs, et leur distension excessive pourrait même amener leur rupture, et engendrer ainsi, d'après Devalz et Richet, une variété d'hématocèle périutérine.

Les *nerfs* sont fournis exclusivement par le grand sympathique ; le plexus ovarique, qui abandonne à la glande la plupart de ses filets, est situé au niveau du bord adhérent, et naît en grande partie du plexus rénal, et en outre, pour une petite part, du plexus aortique. Leur mode de terminaison est encore actuellement (5) inconnu dans l'épaisseur de l'organe.

Après l'accouchement, l'utérus revient sur lui-même et reprend peu à peu ses dimensions primitives. Après l'expulsion du fœtus et de l'arrière-faix, le fond n'est déjà plus qu'à un travers de doigt environ au-dessus de l'ombilic ; puis, la rétraction se faisant régulièrement, on ne le trouve plus le huitième jour qu'à trois ou quatre

---

(1) Jarjavay. Traité d'anatomie chirurgicale, 1852, t. II, p. 288.
(2) Rouget. Recherches sur les organes érectiles de la femme.
(3) Richet. Anatomie médico-chirurgicale, 4º édit., p. 581.
(4) Devalz. Du varicocèle ovarien et de son influence sur le développement de l'hématocèle rétro-utérine. Thèse, Paris, 1858.
(5) Sappey. Anatomie descriptive, 3º édit., 1878, t. IV, p. 717.

doigts au-dessus du pubis, derrière lequel il se cachera bientôt. Les annexes, que la matrice avait fait remonter, redescendent avec elle en suivant son mouvement de retrait.

C'est ainsi qu'après la parturition, les ovaires répondent aux régions iliaques et ne tardent pas à reprendre leur position normale.

---

## CHAPITRE II.

### EXPLORATION DES OVAIRES ET DES LIGAMENTS RONDS.
### MANUEL OPÉRATOIRE.

Pour explorer les ovaires, il faut avoir présents à la pensée, leur situation, leur forme, volume, rapports, mobilité et moyens de fixité. La position cachée de ces organes, profondément et au milieu de parties molles, les rend presque inaccessibles, et leur exploration est toujours difficile. Pour cette exploration les médecins ont à leur disposition trois grands moyens : la palpation hypogastrique, le toucher vaginal et le toucher rectal.

On ne peut faire rentrer parmi les moyens ordinaires ce procédé violent inauguré par G. Simon de Heidelberg (1), et que Courty décrit sous le nom de palpation rectale (2); tout au plus excusable dans des cas pathologiques très-

---

(1) Ueber die Erweiterung des Anus und Rectum, etc.; in Archiv. fur Klinische chirurgie heransgegeben von Langenbeck, Bilroth und Gurlt. Band. XV, heft I, p. 99, 1872. Gazette hebdomadaire, 3 janvier 1873.

(2) Courty. Mal. de l'utérus, 3e édit., 1879, p. 172.

exceptionnels et extrêment graves, où il y a un intérêt capital à se rendre compte exactement et minutieusement de l'état du contenu du bassin et de l'abdomen, ce mode d'investigation, dieu merci, n'est pas admis dans la pratique française (1).

*Exploration à l'état de vacuité. Ovaire sain ou enflammé.* — Toutes les fois que l'ovaire n'est pas notablement augmenté de volume et qu'il a conservé sa place habituelle, c'est-à-dire à l'état normal, aucun de ces moyens, même le toucher rectal si recommandé par les auteurs qui ont traité de l'ovarite, ne permet d'atteindre cet organe d'une façon utile. Le toucher, s'il permet d'arriver à sa surface, ne donne aucune sensation qui avertisse de sa présence, car sa mobilité le fait fuir immédiatement sous le doigt explorateur. M. Gallard (2) insiste par trois fois sur ce point important de l'exploration des organes génitaux, disant qu'il faut tenir pour morbide l'ovaire qui forme une tumeur perceptible ou qui est douloureux quand on le touche.

Lorsque l'ovaire est tuméfié, il est ordinairement possible, sinon facile de l'atteindre : il est devenu douloureux au contact, son poids l'a entraîné vers les parties déclives, soit vers les parties latérales et inférieures, soit dans le cul-de-sac recto-utérin. Il est alors accessible au doigt qui déprime les culs-de-sac du vagin ou explore la paroi antérieure du rectum. On reconnaît surtout bien sa forme et les caractères qu'il présente, en associant le toucher vaginal soit

(1) Outre sa barbarie, ce procédé est aussi et surtout condamnable parce qu'il est dangereux ; un certain nombre de cas de mort, par rupture de l'intestin causée par l'exploration, ont été publiés. (Voy. Courty, Loc. cit., p. 174).

(2) Gallard. Leçons cliniques sur les maladies des femmes, 2ᵉ édition. Paris, 1879, pp. 229, 231, 233.

au palper hypogastrique, soit au toucher rectal. Par la palpation seule, la main appuyant profondément peut quelquefois sentir dans le bassin une résistance vague et diffuse, très-rarement une tumeur dont la forme soit appréciable. La turgescence douloureuse qui accompagne les règles peut d'après M. Courty être perçue chez certaines femmes bien conformées, à parois abdominales très-dépressibles, par un explorateur expérimenté, en combinant le toucher au palper abdominal.

M. Charcot (1) dit avoir acquis l'habitude de reconnaître à travers les parois de l'abdomen les ovaires des hystériques, qui ne sont que peu tuméfiés. D'après lui, ces organes seraient un peu plus élevés sur le vivant, qu'on le dit et figure dans les livres d'anatomie descriptive ; leur siége habituel serait à la hauteur du détroit supérieur et même un peu au-dessus, débordant avec la trompe vers les fosses iliaques. Voici le moyen qu'il indique pour aller à leur recherche : « Sur une ligne horizontale passant par les épines iliaques antérieures et supérieures, faites tomber les lignes perpendiculaires qui limitent latéralement l'épigastre, et à l'intersection des lignes verticales avec l'horizontale se trouve le foyer douloureux (douleur ovarienne) qu'accusent les malades, et que la pression exercée à l'aide du doigt met d'ailleurs en évidence. » On reconnaît aisément, ajoute-t-il encore, par l'exploration profonde, la partie du détroit supérieur qui décrit une courbe à concavité interne, et c'est vers la partie moyenne de cette crête rigide qu'il faut chercher l'ovaire formant un corps ovoïde, allongé transversalement. En le pressant contre la paroi osseuse, il glisse sous les doigts. C'est donc à M. Charcot qu'on doit d'avoir déterminé avec

(1) Charcot. Maladies du système nerveux, 2ᵉ édit. Douleur ovarienne de l'hystérie, t. I, p. 320.

précision le lieu d'élection pour rechercher l'ovaire dans sa position normale. Il y a bien fréquemment une légère augmentation de volume de l'un ou des deux ovaires chez les hystériques, mais cette tuméfaction est trop peu marquée pour modifier d'une façon appréciable la situation de l'organe. Dans l'inflammation au contraire son poids est assez augmenté pour le faire descendre d'une façon sensible. M. Gallard assigne comme lieu d'élection à la douleur de l'ovarite, le milieu d'une ligne oblique dirigée de l'épine iliaque antéro-supérieure à la symphyse du pubis.

Malgré toute la précision que M. Charcot a donnée au mode d'exploration de l'ovaire à travers l'abdomen, on conviendra qu'il faut des conditions tout exceptionnelles pour pouvoir pénétrer facilement jusqu'à la crête formée par le détroit supérieur et distinguer, aussi profondément, la forme et l'étendue de la tumeur ovarique.

*Exploration de l'ovaire pendant la grossesse.* D'après ce que nous avons dit des rapports de l'ovaire pendant la grossesse, on conçoit très-bien que cet organe, surtout celui du côté gauche, devienne plus facilement accessible à mesure que la matrice augmente de volume et remonte dans l'abdomen.

Dans les cas d'opération césarienne, bien que l'incision des parois abdominales se fasse sur la ligne médiane, un des obstacles et dangers vient souvent de ce que c'est la face latérale gauche de l'utérus qui se présente à l'opérateur. M. Tarnier rapporte une observation où cette opération fut pratiquée pour un cas d'ostéomalacie à l'hôpital des Cliniques le 25 aout 1875, en présence de MM. Depaul, Blot, Bailly. Il décrit ainsi un des temps de l'opération : « L'incision portait à deux travers de doigts au-dessus du pubis pour remonter au niveau de l'ombilic. Le péritoine ayant été incisé, *le côté gauche de l'utérus apparut avec ses annexes, on fut obligé de les refouler vers le flanc* pendant que la plaie était attirée du côté droit, ce ne fut qu'après cette double manœuvre que la face antérieure de l'utérus devint accessible et fut incisée. » (1)

Il n'y a plus lieu de songer à atteindre l'ovaire par le vagin ou le rectum, dont il s'éloigne de plus en plus pendant la grossesse, mais il est en rapport plus immédiat avec la paroi abdominale, et dans une région où celle-ci est plus facilement dépressible. C'est donc *par le palper* seul qu'on peut alors arriver jusqu'à lui. Rapproché de l'utérus qui forme une tumeur volumineuse et résistante, il se trouve moins confondu au milieu de parties molles qu'à l'état vacuité. Il n'est pas nécessaire d'aller aussi profondément, l'appuyer contre le squelette pour le sentir ; il suffit d'explorer les parties latérales de la matrice.

Nos observations ont porté sur des femmes arrivées au dernier terme de la gestation, conditions qui semblent les plus favorables à sa perceptibilité. Nous chercherons dans un chapitre ultérieur, en traçant les caractères de la douleur ovarique, quel est le lieu d'élection où l'on devra habituellement trouver l'ovaire à cette période de la grossesse, et les variétés de sensation que peut fournir sa palpation.

Nous ne voulons pas laisser entendre que, pendant la grossesse, sentir l'ovaire est chose toujours facile. Malgré le soin que nous apportions dans nos explorations, nous sommes loin nous-même d'avoir perçu chez toutes les femmes enceintes que nous avons examinées, la petite tumeur ovalaire douloureuse, que nous croyons être l'ovaire. Cependant on peut assez fréquemment l'atteindre, puisque

(1) Revue photographique, nᵒˢ de janvier et février 1869. Obs. rapportée par Baudon, ovotomie abdominale, 1873, p. 33.

en moins de trois mois nous avons recueilli, à l'hôpital
des Cliniques, 30 observations ; et nous sommes loin d'a-
voir pu palper toutes les femmes qui y sont accouchées pendant ce même laps de temps : un grand nombre viennent
de la ville ayant déjà un début de travail et passent directement dans la salle d'accouchements.

Il faut, pour aller à la recherche de cet organe, suivre certaines règles qui rendent les conditions de l'exploration plus
favorables. Les précautions à prendre sont à peu près les
mêmes que celles qu'on trouve indiquées partout pour le
palper abdominal en général et au point de vue obstétrical
en particulier : mettre la femme dans une position qui favorise
le relâchement des muscles de l'abdomen, lui recommander
de respirer largement, la rassurer si l'examen lui cause
quelque appréhension, et causer avec elle pour détourner son
attention. Il faut, ne pas agir d'une façon précipitée et avec
des mains froides ; procéder au contraire doucement, progressivement et d'une façon continue, en accoutumant pour
ainsi dire les parois du ventre au contact et à la pression.
On arrive ainsi peu à peu, sans douleur pour la femme, à
pénétrer profondément dans l'abdomen, à explorer le
globe utérin. Souvent on peut sentir sur ses parties latérales les cordes que forment les deux ligaments ronds, et en
promenant la face palmaire des doigts en arrière de ceux-
ci, sur la face externe de l'utérus, on pourra trouver un
certain nombre de fois une petite tumeur ovalaire, mobile,
attachée à la matrice.

Il nous a semblé que cette exploration des parties latérales était facilitée en faisant incliner légèrement la femme
sur le côté ; à droite pour palper la région gauche, et *vice
versâ*. Dans cette position on a l'avantage de faire fléchir
les cuisses sur l'abdomen pour favoriser le relâchement,
sans que la femme puisse prendre un point d'appui sur le

plancher du lit (inconvénient signalé par M. Pinard, p. 111).

Au lieu d'aller d'avant en arrière, en partant du ligament rond, on peut encore procéder d'arrière en avant ; enfoncer d'abord profondément la pulpe des doigts dans le flanc, pour la ramener sur la face latérale de l'utérus qu'on explore par des petits mouvements de va et vient dans divers sens. C'est ainsi que nous avons agi dans bien des cas.

*Ligaments ronds*. — Je viens de dire et je répète que les ligaments ronds ont été pour nous un précieux point de repère dans la recherche de l'ovaire et de la douleur ovarique. C'est qu'en effet, par le fait de leur augmentation considérable de volume, de leur situation relativement superficielle, ils sont ordinairement assez faciles à distinguer à travers la paroi abdominale, quand la femme est près de son terme.

Ils forment deux gros cordons, qui sont en avant d'un plan vertical qui diviserait la matrice en deux moitiés égales, l'une antérieure, l'autre, postérieure. Distendus et hypertrophiés, ils font, dans l'intervalle de leurs deux insertions, une saillie marquée qu'on peut sentir, sous forme de corde, dans la plus grande partie de leur longueur. Velpeau (1) dit même que « leur contraction est si évidente, dans certains cas, que, sur trois femmes différentes, il a pu la reconnaître et la faire apprécier par plusieurs personnes pendant que la matrice se resserrait pour chasser le délivre. » C'est un fait qui a été noté par la plupart des accoucheurs. On peut en effet trouver chez presque toutes les femmes le relief de ces ligaments.

Ils ont une direction à peu près verticale, sont surtout bien perceptibles dans leur partie supérieure, au-dessous de l'endroit où leurs fibres s'étalent en se confondant

(1) Velpeau. Traité complet de l'art. des Acc , 1825. t. I, p. 169.

avec celles de l'utérus. Leur pression est peu ou pas douloureuse.

Les trompes, dont l'hypertrophie est beaucoup moins marquée, et dont l'extrémité externe conserve toute sa mobilité, ne peuvent fournir aucune sensation distincte et constante. Il en est de même des diverses autres parties qui sont annexées à l'utérus, et qui n'offrent pas une résistance suffisante.

Pour obtenir des sensations nettes il faut de toute nécessité pratiquer la palpation sur la paroi abdominale mise à nu ; le moindre linge interposé apporterait en effet une gêne considérable à cette exploration minutieuse.

Je terminerai ce chapitre en faisant remarquer ici, — bien que je doive avoir occasion de revenir sur ce détail — que la contraction indolore du muscle utérin, au lieu d'être un obstacle comme pour la recherche de la position du fœtus, est plutôt une circonstance favorable, à condition qu'elle ne s'accompagne pas de celle des muscles de l'abdomen.

# CHAPITRE III.

### SYMPTOMATOLOGIE.

## § I. *Caractères de la douleur ovarique.*

La douleur ovarique, dont nous traitons, est presque constamment une douleur *provoquée* par la palpation, quand on cherche à reconnaître par ce moyen la position du fœtus à la fin de la grossesse ; c'est une douleur qui a son point de départ dans les parties profondes, douleur plus ou moins vive, subite, passagère, et toujours extrêmement localisée ; c'est sur la partie latérale gauche de l'abdomen qu'on la développe le plus fréquemment.

Une palpation très-modérée peut quelquefois, lorsque les conditions sont tout à fait favorables, provoquer la douleur. Ce sont même des faits de ce genre qui, en premier lieu, ont excité la sagacité de M. Budin, et l'ont poussé à rechercher l'origine de cette douleur. Mais le plus souvent on ne la développe qu'en insistant sur ce mode d'exploration, en pratiquant une palpation étendue, minutieuse, en déprimant l'abdomen avec une certaine force, en interrogeant, dans des cas plus ou moins difficiles, chacun des points de la surface utérine, pour essayer de saisir la forme des parties fœtales qui sont derrière.

Si, dans les observations que nous rapportons, nous nous étions contenté de constater par le palper la présentation et la position, nous n'aurions certes pas trouvé, en si peu de temps, autant de cas de douleur ovarique ; bon nombre de fois nous ne sommes arrivés à comprimer l'ovaire que parce que, faisant une étude spéciale de cette question, nous poussions plus loin notre examen, nous allions à la recherche de l'organe en pratiquant comme nous l'avons dit au chapitre de l'exploration.

A. SIÈGE. *Fréquence à gauche.* — C'est du côté gauche qu'apparaît cette douleur dans l'immence majorité des cas. Ainsi nous l'avons trouvée 24 fois à gauche seulement, 3 fois à droite seulement, et 4 fois des deux côtés. Des conditions, sur lesquelles nous reviendrons dans un instant, expliquent parfaitement cette prédominance pour le côté gauche, mais il ne faut cependant pas oublier qu'on peut la trouver des deux côtés et sur un même sujet.

*Lieu d'élection.* — Son lieu d'élection est au voisinage d'une ligne qui va de l'épine iliaque antérieure et supérieure à l'ombilic. Dans les conditions où nous nous sommes placé, c'est-à-dire dans le dernier mois de la grossesse, nous l'avons presque constamment trouvée un peu au-dessus (à quelques centimètres, moyenne 5 à 6) de cette ligne, quelquefois sur son trajet, très-rarement au-dessous. On peut voir dans nos observations qu'elle est notée un certain nombre de fois sur le même plan horizontal que l'ombilic, par conséquent au-dessus de celui qu'on ferait partir de l'épine iliaque. Sa distance de l'ombilic est plus grande que celle qui la sépare de l'épine iliaque, et la proximité de ce dernier point de repère est un peu plus marquée du côté droit que du côté gauche. Des deux côtés, la distance de la douleur au ligament rond a été trouvée la même. Voici d'ailleurs les moyennes résultant de nos mensurations.

| | CÔTÉ GAUCHE. | CÔTÉ DROIT. |
|---|---|---|
| Distance de l'épine iliaque antéro-supérieure...... | 9 à 10 centimètres. | 7 à 8 centimètres. |
| Distance de l'ombilic..... | 17 à 19 — | 18 à 20 — |
| Distance du ligament rond. | 5 à 6 — | 5 à 6 — |

L'utérus s'élevait en moyenne de 33 à 35 centim. au-dessus de la symphyse pubienne. Quant cet organe sort des dimensions ordinaires, la distance de la douleur ovari-

que à nos points de repère doit naturellement être un peu
modifiée. On en trouve la vérification dans le cas de grossesse
gémellaire (observ. VII), où le fond de la matrice était à
45 centim. au-dessus de la symphyse ; la douleur constatée
à gauche était distante, de l'épine iliaque : 12 centim., de
l'ombilic : 21 cent., du ligament rond : 6 cent. Le degré
d'inclinaison et de torsion de l'utérus sont aussi des causes
de variations.

C'est une douleur *profonde* en ce sens qu'elle part de l'un
des organes contenus dans la cavité même de l'abdomen.
Il est indispensable, pour la développer d'appuyer avec
une certaine force, en pénétrant en quelque sorte dans
l'abdomen à l'aide des doigts. La peau et toute l'épaisseur
des parois peuvent être interrogées isolément sans résultat, par une pression superficielle, ou en les saisissant et
pinçant entre les doigts.

B. Localisation, durée. — Elle est nettement localisée
en un point ; la pression sur les parties voisines ne détermine aucune douleur. De plus nous avons insisté bien souvent pour savoir si elle n'avait pas des irradiations de quelque côté, et toujours nous avons reçu une réponse néga-
tive.

Elle est fugace, passagère, ne durant que le temps de la
pression exercée sur ce point limité, qui lui-même échappe
à l'explorateur presque aussitôt qu'il a mis le doigt dessus.
Elle reparaît dès que le doigt retrouve et comprime ce
point particulier. Cette disparition, presque aussi subite
que l'apparition, est ordinairement totale. Une ou deux
fois cependant nous avons trouvé des femmes qui nous
ont dit avoir conservé quelque temps une certaine sensibilité, comme on peut le voir dans l'observation VIII qui a
pour sujet une femme nerveuse. Nous considérons ces cas
comme exceptionnels.

*C*). Acuité. — L'acuité de la douleur offre des variations, suivant les sujets et suivant les conditions plus ou moins favorables à la compression, mais chez toutes les femmes nous l'avons trouvée assez vive quand il y avait réellement *compression* de la tumeur ovarique. Les moins sensibles éprouvaient une sensation pénible, qu'elles accusaient sans qu'on le leur demandât, ou qu'elles trahissaient par une grimace subite, laissant continuer l'examen sans mot dire. D'autres poussaient un petit cri, se plaignaient plus ou moins amèrement, et finalement, lorsqu'elles voyaient qu'on allait à la recherche de la petite tumeur, s'opposaient à ce qu'on renouvelât l'expérience, ou s'y prêtaient de fort mauvaise grâce. Souvent le passage de la tumeur sous le doigt provoquait des mouvements instinctifs, soubresaut, ou même véritable saut, mouvement de retrait; la main de la patiente se jetait naturellement sur son côté pour le protéger, ou écarter celle de l'explorateur. Chez une ou deux femmes on voyait, à chaque pression, des larmes involontaires s'écouler de leurs yeux. Mais, je le répète, la douleur est loin d'être toujours aussi vive.

*D*). Caractères propres. — Les femmes chez lesquelles on a provoqué une fois cette douleur la reconnaissent en général très-bien aux explorations postérieures (obs. XVII, etc.). Celles dont les deux ovaires ont pu être comprimés (obs. XXVII, XXVIII, XXIX, XXX) nous ont dit que c'était la même nature de douleur provoquée des deux côtés. Elles ne la confondent point avec les diverses douleurs abdominales spontanées, fréquentes à la fin de la grossesse. Dans un certain nombre de cas où les femmes se présentaient à nous accusant des douleurs d'origine quelconque, nous avons provoqué la douleur ovari-

Chaignot.                                                      3

que que la patiente distinguait nettement des autres (obs. XIII, XXV, XXVI, XXIX).

Est-ce à dire que cette douleur porte en elle-même, dans sa nature, un caractère propre, *sui generis*, comme la douleur produite par la compression du testicule? Nous ne le pensons pas ; à moins que nous n'ayons été induit en erreur par des femmes ne sachant pas rendre compte de leurs sensations. En dehors des comparaisons que nous avons citées, presque toutes nous ont répondu que le mot « douleur », douleur locale, rendait toute leur pensée. Il n'y avait accompagnement d'aucune sensation générale d'une nature particulière. Deux d'entre elles cependant font exception ; ce sont des femmes d'un tempérament nerveux prononcé, l'une bien certainement hystérique. La première a qualifié la douleur d' « énervante », l'autre nous a assuré que la pression lui avait fait ressentir quelque chose de cet état d'agacement général qui précède toujours ses attaques de nerfs (obs. XXVII, XXVIII.)

*E*). TUMEUR OVARIQUE. — Un caractère capital de cette douleur est de correspondre à une petite tumeur mobile, que l'explorateur sent glisser sous ses doigts, juste au moment où la femme se plaint. Celle-ci accuse elle-même la sensation de ce petit corps et y rapporte sans hésitation la souffrance qu'on vient de lui faire éprouver. C'est en effet seulement lorsque cette petite tumeur est comprimée que la douleur apparaît. Il s'agit de déterminer quelle est la nature de cette tumeur. Nous allons, en l'étudiant, établir qu'elle n'est autre que l'ovaire.

*Preuves que cette tumeur est constituée par l'ovaire.* — a). Nous avons déjà dit que la douleur ne siégeait ni dans la peau, ni dans l'épaisseur des parois de l'abdomen. Il en est de même pour la tumeur qu'on ne perçoit qu'à travers l'épaisseur des ces parties, lesquelles peuvent être mobilisées séparément. Quand, sous une influence quelconque, les muscles abdominaux viennent à se contracter, il est impossible de sentir la tumeur. Bien souvent nous avons cherché en vain à la retrouver pendant le travail, et le grand obstacle venait de la contraction des muscles. Elle est annexée à l'utérus dont on ne peut la séparer, mobile sur cet organe. La contraction utérine, lorsqu'elle se produit tandis que les parois abdominales restent souples, n'est pas un obstacle à sa perception. Bien au contraire, elle devient alors plus facilement accessible ; plus d'une fois notre examen restait infructueux, lorsque, l'utérus se durcissant sous nos mains, nous pouvions provoquer la douleur caractéristique et sentir la petite tumeur.

b). — Elle est dure, de consistance solide, a la forme d'un ovoïde plus ou moins allongé, et son volume, apprécié à travers les parties molles, paraît être celui d'une olive. Mais, bien des fois aussi nous n'avons rencontré qu'une sorte de cordon dur et mobile, présentant un petit renflement ovalaire ; sa partie interne était fixée à l'utérus et il se terminait plus ou moins brusquement à sa partie externe sans qu'on pût le suivre vers les parties déclives, comme il est facile de le faire pour le ligament rond. La variété de volume de l'ovaire chez les différentes femmes, l'hypertrophie plus ou moins marquée du ligament de l'ovaire, suffisent pour rendre compte de la diversité de ces sensations du volume, surtout si on n'oublie pas qu'il peut être plus ou moins facilement accessible. Peut-être aussi, dans les observations où il nous a paru le plus volumineux, y aurait-il lieu de se demander si nous n'avons pas eu sous le doigt l'ovaire qui avait été le point de départ de la fécondation et portait le corps jaune.

Sa direction se rapproche de la verticale, mais est cependant oblique de haut en bas et dedans en dehors. Sa mobilité, qui se manifeste dans un sens perpendiculaire à son
grand axe, est surtout marquée transversalement, mais
s'exerce aussi de haut en bas; elle est variable suivant les
sujets : ordinairement assez limitée, on retrouve le petit
corps dans un rayon étroit. Mais elle est parfois beaucoup
plus étendue; chez une femme examinée par le professeur
Depaul, elle était très grande (observation XXVI); M. Depaul a senti nettement et facilement la tumeur qui a fui
sous son doigt et n'a pu être atteinte de nouveau par lui.
Il n'est pas douteux qu'elle n'eût été retrouvée s'il y avait
eu utilité à insister sur l'examen, d'autant plus que c'était
un des cas où le volume dépassait un peu les proportions
habituelles, et la forme ovoïde était bien marquée.

c). Ce petit corps, de même que la douleur, occupe une
région fixe, qui correspond à l'un des flancs. Il y a une légère différence en hauteur et en profondeur pour l'un et
l'autre côté, ainsi que cela ressort des mensurations aussi
exactes que possible que nous avons prises. Il est en général plus difficile à atteindre, situé plus bas et plus profondément du côté droit que du côté gauche. Celui de
gauche est toujours plus rapproché de la ligne médiane,
et, au lieu d'occuper le flanc, peut parfois se trouver en
rapport avec la région ombilicale.

Ces détails concordent parfaitement avec les notions, que
nous avons données au commencement de notre mémoire,
de l'anatomie de l'ovaire pendant et à la fin de la grossesse.
En recueillant isolément chaque observation, nous pre-
nions, pour tenter d'arriver à préciser le siége de la douleur
ovarique, les distances qui séparaient celle-ci de certains
points de repère que nous avons adoptés. Les chiffres
que nous avons obtenus n'offrent entre eux, pour un même

côté, qu'un écart très-minime, quelques centimetres au plus, dans les distances correspondantes. Ils confirment d'une façon non douteuse pour nous l'opinion émise par M. Budin, que la petite tumeur douloureuse découverte par la palpation chez certaines femmes n'est autre chose que l'ovaire.

d). Une nouvelle preuve de ses connexions avec la matrice, c'est que cette tumeur suit, avec la douleur, l'abaissement de cet organe. Chez un certain nombre de femmes, en effet, nous avons provoqué la douleur ovarique, avec tous ses caractères, après l'accouchement, alors que le fond de l'utérus était aux environs de l'ombilic, un peu au-dessus, ou au-dessous. Constamment alors il y a eu dans les mensurations nouvelles une diminution proportionnelle; tandis que le siége de la douleur se trouvait avant la parturition au dessus de la ligne qui s'étend de l'épine iliaque antéro-supérieure à l'ombilic, il tombait après l'accouchement au dessous de cette même ligne (obs. XII, XVII, etc.)

Nous avons même pu, dans un cas, constater, toujours le mètre à la main, un abaissement très-léger de la tumeur et de la douleur ovarique, correspondant à un léger abaissement de l'utérus (produit par l'engagement profond de la tête). Dans un examen antérieur nous avions trouvé le petit corps douloureux sur la *même horizontale* que l'ombilic, dont il était distant de 19 cent., et à 8 cent. de l'épine iliaque antéro-supérieure ; en pratiquant l'exploration pendant le travail, dans l'intervalle des douleurs, alors que la dilatation était complète et que la tête appuyait déjà sur le périnée, nous le trouvâmes plus rapproché de l'ombilic (16 cent.) et de l'épine iliaque (4 cent 1/2), en même temps qu'il s'était abaissé manifestement *au-dessous de l'horizontale* partant de l'ombilic (obs. XVII). Il avait suivi evidemment le léger abaissement de l'utérus qui était de 3 cent. (26 cent. au-dessus de la symphyse au lieu de 29).

e). La distance entre le ligament rond et la tumeur au contraire ne se modifie pas, ou se modifie d'une façon insensible dans ces abaissements.

Nous avons parlé, au chapitre de l'exploration (p. 24), des caractères du ligament rond à la palpation obstétricale, de l'importance que nous lui attribuons dans la recherche de la douleur ovarique. C'est toujours *au-dessus et en arrière de la partie la plus saillante de ce ligament*, à une distance moyenne de 5 à 6 centimètres, que nous avons provoqué la douleur et trouvé la tumeur. Qu'y a-t-il en arrière de ce ligament pouvant donner lieu à toutes les sensations que nous avons décrites? sinon l'ovaire.

f). Car, il faut bien le reconnaître, les cas relativement nombreux que nous avons pu recueillir, l'état de santé parfait dont jouissaient les femmes qui font le sujet de nos observations, avant comme après nos examens, après comme avant leur accouchement, la régularité avec laquelle nous avons constamment retrouvé les mêmes signes, voilà bien encore des raisons suffisantes pour nous faire admettre qu'il s'agit d'une tumeur normale, d'un organe.

g). Pour donner au fait une sanction anatomique incontestable, on pourra sur un cadavre de femme enceinte s'assurer de la nature du petit corps senti par la palpation au lieu que nous indiquons; il suffira pour cela de le transpercer avec une longue aiguille avant l'ouverture de l'abdomen. Nous n'avons pas encore eu occasion de faire cette expérience depuis que nous nous occupons de la question. Mais nous donnerons ici la relation d'une observation qui a une valeur presque équivalente. Il s'agit d'une amputatation utéro-ovarique faite à la Maternité sur une femme enceinte par M. le D$^r$ Tarnier, en présence de MM. Budin, Polaillon, Lucas-Championnière, Maygrier, etc... On avait constaté chez cette femme la douleur ovarique. M. Budin a eu la bonté de recueillir, à notre intention, les détails suivants dont les savants chirurgiens, qui se trouvaient présents, ont été témoins.

« Le jeudi, 20 mars 1879, j'assistai à la Maternité à une amputation utéro-ovarique faite par M. le D$^r$ Tarnier chez une femme rachitique qui présentait un rétrécissement considérable du bassin. MM. Lucas-Championnière, Polaillon, chirurgiens des hôpitaux, et Maygrier, interne, étaient présents. M. Tarnier, pendant une contraction utérine, me mit la main sur l'abdomen de cette femme et me fit constater la présence de l'ovaire, qu'il avait recherché et qu'on sentait nettement à gauche et un peu en avant rouler sous le doigt, en même temps que la pression en était douloureuse. Les parois abdominales étaient peu épaisses, on sentait à côté de cet ovaire des parties mollasses et dépressibles. La femme fut endormie et l'opération commencée. Le fœtus, le placenta et les membranes ayant été extraits, l'utérus fut amené en dehors à travers la plaie abdominale. La partie de l'utérus qui se présenta la première fut son bord gauche auquel l'ovaire était adhérent. Il fut évident pour tous que c'était bien le corps qu'on avait si nettement senti ; au-dessous de lui il y avait un assez grand nombre de veines dilatées et très-dépressibles sous le doigt. »

## § II. *Conditions favorables au développement de la douleur.*

Une condition principale domine, pour le développement de la douleur, c'est la *pression de l'ovaire sur un plan résistant.* Pendant le palper, il y a d'une part la main de l'explorateur qui peut déprimer plus ou moins fortement les parois de l'abdomen, pour arriver sur l'une des faces de l'ovaire. Mais c'est le plus souvent sans le savoir qu'on atteindrait l'organe s'il n'y avait pas derrière lui un plan résistant; sa présence ne se révèlerait alors par aucun signe.

La paroi utérine seule, avec les propriétés qu'elle possède à cette époque, ne constitue pas une résistance suffisante. Elle est, en effet, profondément modifiée dans sa consistance à la fin de la grossesse; elle n'offre plus à la main cette sensation de dureté fibreuse qu'elle possède dans l'état de vacuité; tout en conservant un certain degré d'élasticité, elle est molle et dépressible, conditions d'ailleurs très-favorables pour laisser reconnaître la position des diverses parties fœtales.

Mais, dans une certaine étendue, la paroi utérine est presque directement doublée, sans interposition de liquide, de parties solides appartenant au produit de conception.

A. *Position du fœtus.* — *La région dorsale du fœtus,* correspondant à la région ovarique, constitue une condition éminemment favorable au développement de la douleur. Nous avons déjà parlé (pp. 8, 21), de la plus grande accessibilité de l'ovaire gauche, par suite des mouvements d'*inclinaison* latérale et de *torsion de l'utérus* gravide. Ce que nous connaissons de l'attitude du fœtus dans la cavité de la matrice, et de la fréquence des positions O. I. G. A., explique la fréquence de la douleur à gauche.

En effet, dans la présentation du sommet en position O. I. G. A. le dos du fœtus est dirigé en avant et à gauche, et forme, recouvert de la paroi utérine, un *plan résistant* d'une certaine étendue, que le chirurgien explore pour faire son diagnostic. La face latérale gauche de l'utérus se trouve également dirigée plus ou moins en avant; on conçoit donc très-bien que les conditions les plus favorables soient réunies pour la *pression* de l'ovaire. Mais évidemment on ne rencontrera pas toujours ce petit organe; et même, si on ne pra-

tique pas des recherches *ad hoc*, ce n'est qu'exceptionnelle-
ment qu'il sera pressé. L'ovaire, en effet, se trouve dans l'aileron postérieur du ligament large, et la plupart du temps
l'accoucheur n'a nullement besoin d'aller aussi en arrière
pour arriver à établir son diagnostic. Ensuite, il y a des cas
de position O. I. G. A. où l'ovaire, fût-il atteint, ne sera pas
comprimé parce que le plan résistant formé par le fœtus se
trouve regarder plus en avant.

Ce qui prouve bien l'influence de la position du fœtus,
c'est que plusieurs fois nous avons eu occasion de constater des changements de position à deux examens différents
de la même femme. Or, la douleur ovarique, provoquée
dans le premier examen, alors que les conditions étaient
favorables, ne l'était plus dans le second ou devenait plus
difficile à retrouver, alors que le plan résistant ne corres-
pondait plus à la région de l'ovaire. Ainsi, dans l'observation XXI, on provoque la douleur le 18 mars, le fœtus
étant en position O. I. G. A. ; on ne la retrouve plus le
23 mars où il y a eu transformation en O. I. G. P. Chez
Faucher (obs. XXII), douleur vive le 18 février avec position O. I. G. A. ; douleur moins vive et moins facilement
retrouvée le 5 mars où la position est devenue O. I. D. P.
Chez Lefrançois (obs. XX), douleur vive le 11 février avec
O. I. G. A.; disparition du corps mobile et du point douloureux gauche le 17 février où l'on constate une position
en O. I. D. P.

Dans les positions O. I. D. P., qui occupent le second
rang, les conditions favorables au développement de la
douleur à droite peuvent se trouver réunies, mais cependant on la provoquera beaucoup moins souvent relativement ; et cela à cause de la situation plus profonde de
l'ovaire droit, aussi et surtout parce que le dos du fœtus se
trouvant encore plus en arrière ne correspond pas à l'organe.

Trois fois seulement sur 31 cas nous avons bien nettement senti la petite tumeur du côté droit ; quatre autres
fois nous avons provoqué la douleur caractéristique au
lieu d'élection ; et, sur ces 4 cas, deux fois la douleur ovarique
fut développée des deux côtés.

B. *Contraction utérine.* — D'autres circonstances peuven
produire le plan résistant utile à la compression de
l'ovaire. En premier lieu je placerai les *contractions* du
muscle utérin. Les observations XXIII, XXIV, XXV,
XXX sont intéressantes à cet égard. Pendant la grossesse, et particulièrement sous l'influence de la palpation,
l'utérus se durcit par moments, se contracte souvent sans
que la femme en ait conscience. Il acquiert une résistance
suffisante, et si on explore à ce moment la région ovarique, on
provoquera parfois la douleur que l'on aurait en vain cher-
chée auparavant. C'est pendant une contraction utérine que
nous avons senti l'ovaire gauche dans trois cas où il y avait
position O. I. D. P. (obs. XXIII, XXIV, XXV).

Quelquefois aussi une *résistance* marquée et permanente
*des parois*, indépendante de la contraction, peut favoriser le
développement de la douleur. C'est ainsi que chez Gui
(obs. XXVI) nous avons constaté, dans nos examens, une
sorte de rigidité constante de la matrice.

C. Ajoutons enfin que le *volume du fœtus*, la grossesse
multiple, un tempérament nerveux et irritable, l'*hystérie*,
doivent occuper un certain rang, quoique secondaire à nos
yeux, parmi les conditions qui favorisent l'apparition de
la douleur ovarique et surtout son intensité. Toutes les
fois que nous avons trouvé dans les antécédents des symptômes d'un état nerveux habituel, nous l'avons noté avec
soin dans nos observations. Maury (obs. XXVIII) et De-

lahaye (obs. XXVII), chez lesquelles nous avons trouvé la douleur ovarique double, étaient des hystériques. Au nombre des cas que nous pouvions considérer comme types de la douleur ovarique, nous citerons les observations V (hystérie, O. I. G. A. douleur gauche), VIII, XXVI (tempérament nerveux, O. I. G. A. douleur gauche), XXIX (fœtus volumineux (4,550 gr.), O. I. G. A. douleur gauche), VII (grossesse gémellaire, O. I. G. A. siége, douleur gauche).

D. *Age avancé de la grossesse.*— L'utilité des conditions précédentes étant connue, reste à savoir à quelle époque de la grossesse on pourrà commencer à atteindre l'ovaire et provoquer la douleur ovarique ? C'est une question que nous ne saurions résoudre, n'ayant observé à la Clinique que des femmes tout près du terme. Elle n'a d'ailleurs qu'un intérêt secondaire, eu égard au but principal de notre thèse, qui est d'attirer l'attention sur une douleur provoquée en cherchant à faire le diagnostic de la position du fœtus par le palper abdominal ; or on n'a guère recours à ce procédé que dans les dernières semaines de la grossesse.

Pour que l'ovaire, normalement au niveau du détroit supérieur, devienne plus accessible par l'abdomen de par le fait de la grossesse, il faut que la matrice ait acquis un volume déjà assez considérable. Les classiques nous disent en effet que ce dernier organe reste tout entier dans le petit bassin pendant les trois ou quatre premiers mois de la gestation (Cazeaux), après quoi il s'élève dans l'abdomen. Pendant les mois qui suivent, l'ovaire doit être sans doute un peu plus élevé, mais on aura encore peu de chances de provoquer la douleur ovarique. D'une part on l'atteindra difficilement, les mouvements d'inclinaison et de torsion de l'utérus étant encore peu accentués ; d'autre part, le fœtus étant petit, mobile dans une grande quantité de liquide amniotique, le plan résistant fera défaut.

Il est difficile de déterminer l'époque précise où l'on pourra produire, dans le cours de la grossesse, la douleur ovarique ; mais on peut dire que c'est à partir du septième ou du huitième mois que les conditions favorables dont nous avons parlé commenceront surtout à se trouver réunies. Nous l'avons provoquée une fois, dans le service de M. Peter, à l'hôpital de la Pitié, chez une femme enceinte de sept mois et demi seulement.

C'est lorsque le fœtus est fixé dans sa position définitive, c'est-à-dire dans les six dernières semaines, que les conditions les plus favorables sont réunies.

Il est des cas où, soit en raison de la trop grande épaisseur des parois de l'abdomen, soit à cause de la situation profonde de l'ovaire, ou bien encore à cause de la sensibilité de la femme, etc., on ne peut arriver à avoir nettement la sensation de la petite tumeur. Si, dans ces cas, le siége et les caractères de la douleur sont exactement ceux que nous avons établis, il sera bien probable, sinon certain, qu'on est en présence de la douleur ovarique. Du côté droit, l'obstacle à la perception de l'ovaire peut venir de ce que les doigts ne pénétrent pas assez profondément pour limiter l'organe, bien qu'ils arrivent jusqu'à lui.

Nous avons donné quelques exemples(obs. XIII, XXVIII, XXX) de ces cas, que nous n'avons pas voulu multiplier, notre but étant surtout d'établir l'existence de la douleur ovarique provoquée de la grossesse.

## § III. *De la douleur ovarique spontanée.*

Dans toute cette étude, nous n'avons eu en vue que la douleur provoquée, celle que nous avons observée et recherchée. Mais il est au moins aussi intéressant pour le médecin, sinon plus, de savoir si la douleur ovarique peut se développer spontanément.

On est fort tenté de l'admettre, si on compare la description que nous en avons faite avec celle que donnent les accoucheurs de certaines variétés de douleurs abdominales chez la femme enceinte. J'emprunte textuellement à Stoltz la partie qui s'y rapporte:

« Il arrive souvent, dit cet auteur, qu'une femme enceinte se plaigne de douleurs vagues ou de *points fixes douloureux* vers le fond de la matrice, par exemple de l'un ou de l'autre côté.... Généralement ces douleurs sont *fugaces,* ou ne se font sentir que *dans certaines attitudes,* et alors n'ont pas de caractère de gravité. Le plus souvent on est embarrassé de leur assigner un siége précis et une cause rationnelle » (1). Un certain nombre de ces cas inexpliqués ne pourraient-ils trouver une cause rationnelle dans la compression de l'ovaire, ne se produisant que dans certains mouvements. Nous avons au moins un exemple tout à-fait en faveur de cette interprétation. C'est celui de la femme Osberger (obs. VIII); nous avions trouvé chez elle du côté gauche la douleur provoquée très caractéristique ; dans les quinze derniers jours de sa grossesse, elle éprouva, quand elle se baissait ou pendant la marche, une douleur localisée, juste au point où la pression de nos doigts l'avait fait souffrir. Quelques autres de nos observations pourraient aussi être invoquées à l'appui du développement spontané de la douleur ovarique, mais nous ne les signalons pas ici, parce que la douleur de côté était susceptible d'une autre interprétation d'origine.

D'après ce que nous avons dit sur les conditions dans

(1) Stoltz. Article grossesse du Nouv. Dict. de méd. et de chir. prat., t. XVII, p. 73.

lesquelles apparaît la douleur ovarique, il faudra un concours de circonstances exceptionnelles pour qu'elle se développe spontanément. Il faudra que l'ovaire, pour qu'il puisse être comprimé, soit plus en avant qu'il ne l'est d'habitude, et que le dos du fœtus lui corresponde ; que la paroi abdominale soit résistante, ce que l'on trouve surtout chez les primipares ; que la tension de cette paroi soit exagérée par certaines attitudes ou certains mouvements. C'est pendant le travail de l'accouchement, où les muscles de l'abdomen se contractent violemment, que la réunion de ces conditions doit le plus souvent se rencontrer ; mais alors, la douleur ovarique, si elle existe, est masquée ordinairement par les douleurs plus intenses qui sont dues à la contraction utérine.

Nous n'osons tirer des conclusions absolues des cas encore trop peu nombreux que nous avons vus, parce qu'il s'agit d'un phénomène entièrement subjectif, que les malades peuvent décrire d'une façon inexacte. Nous resterons donc sur la réserve au sujet de la douleur ovarique spontanée chez la femme enceinte. Nous dirons seulement que la possibilité de sa production, dans des conditions spéciales, nous paraît logique.

En analysant avec soin à l'avenir l'origine de la douleur de ventre, on arrivera sans doute, avec un grand nombre de faits, à être plus affirmatif sur ce point et à ranger la compression de l'ovaire au nombre des causes multiples qui peuvent faire souffrir la femme pendant la gestation.

§ IV. *Douleur ovarique pendant le travail.*

Pendant le travail de l'accouchement, on peut, dans l'intervalle des contractions utérines, rechercher la douleur ovarique et la trouver avec tous ses caractères. Les parturientes chez lesquelles j'ai pu la retrouver déclaraient elles-mêmes que c'était bien la douleur provoquée aux examens précédents, alors que le travail n'avait pas encore débuté. Elles ne la confondaient nullement avec les douleurs dues à la contration utérine partant de la région sus-pubienne, où était leur maximum, pour se propager plus ou moins haut. Les modifications des rapports, apportées par la marche du travail, rendent quelquefois la douleur ovarique plus nette (observ. XVII), d'autres fois font disparaître les conditions nécessaires à sa production (observ. I). La recherche en est presque toujours rendue impossible au moment même de la contraction utérine, en raison de la contraction simultanée des muscles droits et obliques de l'abdomen.

Interrogées sur ce qu'elles éprouvaient au point ovarique pendant les douleurs d'expulsion, presque toutes les femmes nous ont répondu qu'elles n'y avaient rien ressenti de particulier. Il est donc probable que rarement l'ovaire doive être fortement comprimé dans le mécanisme de l'effort de la parturition. Mais il pourrait l'être dans bien des cas sans que rien le manifestât, car l'intensité de la douleur des contractions utérines l'emporte de beaucoup sur celle de la douleur ovarique. Une jeune accouchée entre autres fit à notre question cette réponse significative en nous disant qu'elle n'avait pas remarqué sa douleur de côté pendant le travail : « Alors c'était bien différent, je souffrais de partout; mais auparavant je n'avais pas mal au ventre, et c'est vous qui me faisiez mal au côté. » Nous admettons d'autant plus volontiers que la douleur ovarique est masquée par l'autre douleur, que nous avons pu nous en assurer une fois (observ. IV). Pendant une contraction douloureuse de l'utérus ne s'accompagnant pas de la contraction abdominale, nous avons pressé assez fortement l'ovaire, sans que la patiente ait ressenti rien de particulier en ce point ni pendant ni après la douleur utérine.

Mais cependant quelques femmes semblent douées d'une sensibilité ovarique plus grande. Ainsi Camaye (observ. V) conservait au côté gauche une sensibilité plus vive dans l'intervalle de ses douleurs ; elle nous rapporta même qu'elle portait la main sur ce point douloureux persistant et reconnaissait sous ses doigts le petit corps que nous avions pressé. Osberger (observ. VIII), jeune femme intelligente, nous a assuré avoir éprouvé pendant presque toute la durée du travail, deux douleurs distinctes et simultanées. Chaque fois, pendant la douleur de l'enfantement, elle sentait dans le côté gauche, exactement à la région ovarique, quelque chose qu'elle a comparé à un coup de canif, à une sorte de pointe qu'on lui enfonçait à cet endroit. C'est cette même femme qui pendant la fin de sa grossesse se plaignit de douleurs passagères localisées survenant sous l'influence de certains mouvements.

§ V. *Douleur ovarique après l'accouchement.*

Après l'accouchement, l'ovaire, suivant le mouvement d'abaissement progressif de l'utérus, reste encore quelque temps au-dessus du détroit supérieur, et accessible par l'abdomen. Nous avons recherché si on retrouvait la douleur ovarique.

Jamais nous n'avons retrouvé la petite tumeur, du moins avec sa forme et ses caractères nets comme pendant la grossesse. N'étant plus accolée contre la matrice elle se perd au milieu des parties latérales. Je suis convaincu qu'on peut l'atteindre pendant un certain nombre de jours encore, huit ou dix jours environ, mais, le plan résistant sur lequel nous avons insisté faisant alors défaut elle ne peut être comprimée. On pourrait peut-être arriver fréquemment à presser l'ovaire soit contre l'utérus, soit contre la fosse iliaque; mais il faudrait pour cela le plus souvent pratiquer une palpation très-profonde, appuyer fortement, ce que nous n'avons pas jugé à propos de faire chez des nouvelles accouchées. Nous ne pratiquions donc alors qu'une palpation modérée et seulement lorsque le bas-ventre de la femme était absolument indolore spontanément. Aussi, dans le plus grand nombre des cas, notre examen ne nous faisait pas plus retrouver la douleur de côté que la petite tumeur.

Cependant nous avons provoqué, dans un certain nombre de cas, la douleur ovarique, pendant plusieurs jours après l'accouchement. La recherche en devient beaucoup plus délicate, parce que les conditions favorables à son développement sont toujours beaucoup moindres quand elles n'ont pas disparu complétement, et aussi en raison de la sensibilité apportée dans tous les organes par suite du travail d'expulsion.

Les cas sur lesquels nous nous appuyons pour admettre la douleur ovarique après l'accouchement, sont de ceux où il n'y avait ni douleur à la pression au niveau du corps même de l'utérus, ni douleur spontanée sur les parties latérales. Il n'y avait qu'un point où la pression réveillait la douleur avec ses mêmes caractères. La femme reconnaissait *la même* douleur. C'est bien cette douleur, disait-elle, que vous seul faites apparaître ; je ne l'avais jamais ressentie auparavant, et il n'y a que lorsque vous me touchez que je l'éprouve.

Le siége est alors modifié, comme l'a dû être celui de l'ovaire lui-même. Au lieu d'être au-dessus, il se trouve *au-dessous* de la ligne qui va de l'épine iliaque antéro-su-

Chaignot.                                                                                   4

périeure à l'ombilic, à plusieurs centimètres, d'autant plus bas que l'accouchement est moins récent et que l'utérus est plus rétracté. Quand la matrice reste très-volumineuse, la douleur peut être retrouvée sur le trajet ou même au-dessus de cette ligne. Ainsi, chez Delahaye (obs. XXVII), le lendemain de l'accouchement l'utérus remontant encore à 23 centimètres au-dessus de la symphyse, on retrouvait à gauche la douleur ovarique à 3 centimètres au-dessus ; elle existait également à droite, mais à 2 centimètres au-dessous. Chez Bailleux (observ. XII), dont le fond de l'utérus était revenu le lendemain à 14 centimètres au-dessus de la symphyse, la douleur ovarique, retrouvée, était à 5 centimètres au-dessous de la ligne qui nous sert de point de repère.

Outre qu'elles accusaient *la même douleur*, quelques-unes nous disaient en même temps qu'elles sentaient aussi qu'on pressait le même petit corps ; mais nous avouons que nous ne le percevions pas distinctement. Sans doute la patiente, qui était en jeu, pouvait mieux analyser que nous ses sensations.

D'autres raisons encore nous font croire qu'il s'agissait bien dans ces cas de la douleur ovarique provoquée ; ce sont celles-ci : 1° pas plus qu'avant l'accouchement, la provocation de cette douleur n'avait aucune conséquence, elle disparaissait aussitôt après la pression, les suites de couche étaient parfaitement normales et ces femmes sont sorties de l'hôpital en bonne santé dans les limites ordinaires. 2° Chez la femme Prat (observ. XXIV) nous trouvons la douleur que nous jugeons caractéristique le 11 mars, 5 jours après son accouchement, à 6 centim. au-dessous de la ligne qui va de l'épine iliaque à l'ombilic, alors que l'utérus est encore à 13 centim. au-dessus de la symphyse. Le surlendemain, la matrice ayant subi une diminution notable — 8 cent. au-dessus de la symphyse au lieu de 13 — nous ne retrouvons plus la douleur par la palpation. Je pratique alors le toucher combiné au palper hypogastrique, et par ce moyen j'arrive à saisir entre mes deux mains sur la partie latérale droite, un petit corps ovalaire du volume d'une amande, mobile, et rattaché à l'utérus. Aussitôt apparaît la douleur type, reconnue par la femme pour être la même que dans tous les examens précédents. Que pouvait être ce petit corps pincé entre mes doigts, sinon l'ovaire ?

3o Quelques-unes de nos nouvelles accouchées ont été prises d'accidents puerpéraux localisés du côté de l'utérus ou des ligaments larges ; ces malades étaient les premières à nous dire que les douleurs auxquelles donnaient lieu ces accidents, douleurs spontanées ou provoquées, n'avaient aucune ressemblance avec la douleur provoquée par nous auparavant. De même aucune ne l'a confondue avec les tranchées utérines. (Obs. VIII.)

Quand nous avons retrouvé la douleur ovarique après l'accouchement, c'était ordinairement dans les premiers jours. L'époque la plus éloignée à laquelle nous ayons pu la reproduire est le huitième ou neuvième jour.

Etant admis que la douleur ovarique provoquée de la grossesse peut être reproduite après l'accouchement, il y aurait peut-être lieu de l'étudier d'une façon spéciale, pour la distinguer des divers états pathologiques du petit bassin, dans les suites de couches. Mais nous ne pouvons le faire ici sans sortir de notre cadre ; et d'ailleurs nous n'aurions pas pour cette étude des éléments suffisants.

# CHAPITRE IV.

## DIAGNOSTIC DIFFÉRENTIEL.

Au début de nos recherches, nous avions pensé que le diagnostic différentiel entre les diverses douleurs abdominales qui peuvent affliger la femme enceinte, entrerait pour une grande part dans ce travail. Mais cette tâche du diagnostic se trouve être singulièrement facilitée et atténuée: 1° par la multiplicité des observations que nous avons pu recueillir en peu de temps; 2° par les caractères nets et constants que nous avons trouvés dans la douleur ovarique. Il suffira en effet, ordinairement, que l'attention du médecin ait été éveillée, qu'il ait présents à la pensée les caractères propres à la douleur ovarique et les circonstances dans lesquelles on la développe, pour qu'il la reconnaisse facilement. Je ne ferai donc que signaler à grands traits les principales sources de la possibilité d'une erreur.

On se trouve en présence de deux éléments : la douleur que l'on a provoquée, et la petite tumeur que l'on a senti passer sous ses doigts.

A). Douleurs. — Disons d'abord que la douleur qui accompagne la contraction utérine sera toujours reconnue par un praticien exercé, qui d'ailleurs constatera par le toucher, que le travail a débuté. L'état de santé dont jouit la femme, le caractère passager de la douleur, ne permettront pas de songer à une inflammation aiguë, si localisée fût-elle et quel qu'en fût le siége. Mais nous avons à nous occuper des douleurs à formes plus ou moins localisées, avec apyrexie complète, qu'il n'est pas rare de rencontrer chez la femme enceinte est particulier.

Pendant les derniers mois de la grossesse en effet, un certain nombre de femme se plaignent de douleurs vagues, soit du côté de l'abdomen, soit vers les régions lombaires ou inguinales, et leur origine est parfois difficile à préciser. Elles peuvent être circonscrites ; le plus souvent elles sont exagérées, ou peuvent même apparaître, sous l'influence de la pression. On comprend donc que la douleur ovarique, dans les cas où elle a été provoquée par la palpation, ait pu être confondue dans ce groupe de douleurs encore mal déterminées. On a invoqué, pour les expliquer, la névralgie, les tiraillements des insertions musculaires ou ligamenteuses, la compression des plexus nerveux, le rhumatisme utérin, la distension des articulations, etc...

On s'assurera d'abord s'il s'agit d'une douleur superficielle ou d'une douleur profonde.

*Douleurs névralgiques.* — Les douleurs SUPERFICIELLES siégent dans la peau ou dans l'épaisseur même des parois. Les plus fréquentes, d'après Chailly-Honoré (1) et d'après Tarnier (2), sont des douleurs de névralgie, et spécialement la *névralgie lombo-abdominale*. On explorera attentivement la douleur à la pression d'un seul doigt, au niveau des points d'émergence des rameaux nerveux, et la sensibilité de la peau dans les zones de distribution de ces rameaux nerveux. Les points douloureux principaux assignés par Valleix (3) à la névralgie lombo-abdominale sont : le point

---

(1) Chailly-Honoré. Traité pratique de l'art des accouchements, 5e édit., 1867, p. 169.

(2) Cazeaux et Tarnier. Traité d'accouchements, 9e édit. (2e tirage), 1877, p. 527.

(3) Valleix. Traité des névralgies, chap. v, p. 431.

lombaire, un peu en dehors des vertèbres de ce nom ; le point iliaque, un peu au-dessus du milieu de la crête de l'os des îles ; le point hypogastrique au-dessus de l'anneau inguinal, vers le milieu du ligament de Fallope ; le point de la grande lèvre, qui manque souvent. Mais il ne faut pas oublier que cette névralgie peut exister sur un point quelconque de la paroi abdominale, et que des zones douloureuses peuvent se montrer isolément à l'exclusion des autres.

*Douleurs musculaires.* — Les muscles de l'abdomen peuvent être tiraillés à leurs insertions, être affectés de rhumatisme aigu ou chronique. Chez la primipare, les tiraillements des rebords costaux par les muscles qui s'y fixent occasionnent souvent des douleurs à la base de la poitrine (Stoltz). Si ce sont les muscles eux-mêmes dans leur continuité qui sont affectés, on le reconnaîtra en ce que, d'une part la peau, pincée isolément, sera indolore ; et que d'autre part la paroi pressée dans toute son épaisseur sera douloureuse.

La contraction des droits antérieurs sur un des points de leur longueur pourrait assez facilement faire commettre une erreur. Il peut arriver en effet, que cette contraction, excitée par la sensibilité des parties que l'on explore, par l'appréhension de la malade, par l'application sur les parois abdominales d'une main froide, etc..., donne naissance, précisément à l'endroit pressé, à une tumeur arrondie, dure, résistante, quelquefois même mobile. Il suffit de songer à cette particularité, pour qu'un peu d'attention fasse éviter toute erreur.

*Tiraillements des ligaments ronds.* — Si l'on a reconnu que la douleur n'est pas superficielle, mais PROFONDE, le diagnostic devient plus délicat, mais non impossible, en-tre les principales variétés de causes.

Les auteurs, depuis les plus anciens, ont fait jouer un grand rôle au tiraillement ou à la rupture des *ligaments ronds* pour la production des douleurs abdominales de la femme grosse. Mauriceau (1) rapporte un bel exemple où il faillit perdre une de ses clientes de péritonite, par suite d'arrachement d'un ligament rond. Nous avons nous même observé à la Clinique d'accouchement au mois d'avril de cette année un fait de douleur inguinale droite, produite subitement, que nous avons cru pouvoir rattacher au ti-raillement de ce ligament. C'était chez une femme tout près du terme ; en marchant vite, elle butta contre le pied d'une de ses compagnes, fit alors plusieurs pas précipités le corps fortement penché en avant, et, malgré ses efforts pour éviter la chute, serait certainement tombée si elle n'eût rencontré une muraille. A partir de ce moment, elle ressentit une douleur dans la fosse iliaque du côté droit, qui, persistant encore quelques jours après, la força de réclamer un soulagement quelconque de M. le Dʳ Porak, remplaçant alors M. Budin, chef de clinique. En l'exami-nant, on constatait que cette douleur ne siégeait pas dans la paroi abdominale. Elle occupait la fosse iliaque droite, un peu en dehors de la partie inférieure de l'utérus, non loin du pli de l'aine ; il fallait appuyer profondément pour l'exagérer. Ce n'était pas le siége de l'ovaire qui est plus haut et plus en arrière à cette période de la gestation, et plus rapproché de la matrice. On lui fit une injection mor-phinée qui diminua l'intensité de la douleur, laquelle dis-parut complètement quelques jours après notre examen. Sa durée totale avait été de six jours environ. C'est en effet,

(1) Mauriceau. Traité des maladies des femmes grosses, 5ᵉ édition, 1712, p. 135.

à sa partie inférieure, au-dessus de l'anneau inguinal, là
où il a des rapports moins connexes avec l'utérus, que le
ligament rond peut être tiraillé et devenir douloureux.

*Rhumatisme utérin.* — Le rhumatisme de l'utérus, affec-
tant la forme subaiguë, peut aussi être cause de douleurs
exagérées par la pression. Mais l'affection occupant en général la totalité de l'organe, ce n'est pas seulement dans un
point, et toujours le même, que les douleurs apparaîtront.
Les contractions, plus ou moins fréquentes, et ordinairement indolores, qui se montrent pendant la grossesse, oc-
casionneront des souffrances si le muscle lui-même est malade. Les mouvements du fœtus augmenteront aussi la
douleur.

*Douleurs articulaires.* — Les douleurs articulaires seront surtout provoquées par la marche ou la station de-
bout. Les douleurs dues à la compression des plexus nerveux donneront lieu à des irradiations sur les trajets des
troncs qui en partent.

Ces diverses variétés de douleurs, quoique pouvant être
temporaires, sont toujours ressenties plus ou moins longtemps par la femme, apparaissent à un moment quelconque et sous l'influence d'une cause occasionnelle variable,
se montrent en des points irréguliers suivant leur nature
et leur origine. La douleur ovarique, au contraire, se rencontre toujours en un point localisé qui est le siége précis
de l'ovaire, n'est produite que par la compression de cet
organe, dont on peut très-souvent apprécier la forme et la
consistance ; elle cesse en même temps que la pression de
l'ovaire. Enfin nous avons plusieurs fois provoqué cette
douleur pendant les contractions indolores du muscle

utérin qu'on pouvait presser impunément ailleurs que dans la région ovarique.

B. Tumeurs. *Ligament rond.*— Les tumeurs de la même région et de même volume qu'on pourrait prendre pour l'ovaire sont peu nombreuses. On distinguera le ligament rond de l'ovaire, à sa situation plus antérieure, à sa mobilité et à sa sensibilité qui sont moindres, à sa longueur et à sa forme qui est régulièrement cylindrique dans une certaine étendue, à sa direction presque verticale ou très-légèrement oblique de haut en bas et de dedans en dehors; il descend jusqu'à l'anneau inguinal, et on peut le suivre à travers l'abdomen dans une bonne partie de son trajet. La pression exercée sur lui développe parfois de la sensibilité à un degré plus ou moins marqué, mais jamais une douleur vive comme dans la compression de l'ovaire

*Trompe. Kystes.* — La trompe de Fallope, les petits kystes qui se développent assez souvent sur les bords de son pavillon ou dans l'épaisseur du ligament large, n'ont ni la forme, ni la consistance de la tumeur ovarique, et ne sont point douloureux à la pression.

On ne peut d'ailleurs d'ordinaire les distinguer par la palpation de l'abdomen.

*Varicocèle ovarien.*— Je dirai la même chose pour la dilatation variqueuse des plexus veineux du ligament large, particulièrement du plexus veineux sous-ovarique, dont Devalz (1) a fait l'objet de sa thèse inaugurale, sous le nom de *varicocèle ovarien*; c'est une lésion qu'on rencontre assez fréquemment sur le cadavre, mais qu'il est bien difficile

(1) Devalz. Du varicocèle ovarien, 1858.

de reconnaître sur le vivant. Quelquefois, on peut sentir à travers la paroi abdominale une tumeur *molle, pâteuse,* et on pourrait soupçonner l'existence de ces tumeurs variqueuses si on constatait en même temps des varices de la vulve. Cette tumeur, comme on le voit, n'offre pas les sensations que nous avons trouvées dans la petite tumeur douloureuse que nous avons décrite. Dans le cas d'amputation utéro-ovarique dont M. Budin a eu la bonté de nous donner un résumé, après avoir constaté la douleur ova rique avec tous ses caractères avant d'opérer, on a vu se présenter dans l'incision, en même temps que l'ovaire, des veines dilatées; mais il n'a été douteux pour personne que c'était bien l'ovaire qu'ils avaient sous les yeux qui, seul, avait pu donner lieu aux sensations perçues.

*Ganglion.* — Je ne connais pas de ganglion occupant exactement cette région et appendu à l'utérus comme notre petite tumeur douloureuse à la pression, et un ganglion n'occasionnerait de douleur que s'il était enflammé.

*Anse intestinale.* — Le bord latéral de l'utérus se trouve en rapport avec diverses parties de l'intestin. Une accumulation de matières fécales formerait une tumeur beaucoup plus volumineuse, n'ayant aucune analogie avec la tumeur ovarique. Mais il est une cause d'erreur pouvant être occasionnée par la présence de l'intestin. Voici le fait qui s'est présenté à nous (obs. XVIII) ; En ramenant nos doigts sur la surface de l'utérus, nous avons saisi et appliqué contre l'organe une sorte de tumeur, de petite corde mobile, qui nous a donné, comme situation et comme volume, des sensations telles, que nous nous sommes demandé un instant si nous n'avions pas pressé l'ovaire. Nous n'avions point provoqué de douleur. Il nous a suffi de renouveler notre exploration avec attention et de pratiquer la percussion, qui a donné de la sonorité, pour éloigner vite cette idée.

*Fibromes.* — Il serait beaucoup plus difficile d'établir le diagnostic avec un petit *fibrome*, pédiculé et douloureux. Mais le siége, le volume, la direction de la tumeur, seront des éléments dont on pesera la valeur. Je n'insiste pas sur l'extrême rareté des cas où il se trouvera un fibrome remplissant exactement toutes les conditions nécessaires. ·

Notons aussi que, ordinairement, les fibromes ne deviennent douloureux que lorsqu'ils sont enflammés.

---

## CHAPITRE V.

### PATHOGÉNIE. — SENSIBILITÉ DE L'OVAIRE.

Après avoir étudié les caractères de la douleur qui fait l'objet de notre travail, les conditions dans lesquelles on la développe, il nous reste à rechercher, s'il est possible, son mode de production, les phénomènes intimes qui peuvent en rendre compte.

L'opinion émise par certains auteurs (Scanzoni, Loumaigne, Puech, etc.), de l'insensibilité de l'ovaire, constituait une objection sérieuse au siége dans cet organe de la douleur développée par la palpation.

SENSIBILITÉ DE L'OVAIRE A L'ÉTAT PATHOLOGIQUE. — Nous jugerions inutile d'entrer dans la discussion qui va suivre, si un état pathologique de l'ovaire pouvait être invoqué pour les observations que nous avons recueillies. L'autorité et les descriptions de tous ou presque tous les auteurs qui ont écrit sur l'inflammation de l'ovaire suffiraient pour nous donner droit à supprimer complétement ce chapitre. Tout le monde connaît en effet la douleur intense, douleur qualifiée de l'épithète d'exquise, de l'ovarite aigue : elle existe spontanément à un degré variable, elle est exaspérée par le simple contact de l'organe dans le toucher vaginal ou rectal, fait pousser des cris à la malade et devient véritablement intolérable, si, par la combinaison du palper hypogastrique et du toucher, on vient à comprimer l'ovaire enflammé entre deux plans résistants ; cette douleur constitue un des caractères diagnostiques les plus importants de l'affection. Je sais bien que Scanzoni, fidèle à sa théorie de l'insensibilité de l'ovaire, rattache exclusivements ces douleurs vives à « l'inflammation de la partie la plus rapprochée du péritoine ou d'autres organes avoisinant, et *non à la maladie de l'ovaire* (1). » Mais cette théorie semblera sans doute, à bien d'autres comme à nous, avoir exagéré l'idée de son auteur lui-même qui semble chercher à en atténuer la portée quelques lignes plus loin ; et on pourrait lui opposer celle encore plus exagérée du Dr West qui fait du symptôme douleur toute la maladie. « Messieurs, dit ce dernier, en parlant de l'inflammation de l'ovaire, épargnez-vous la peine de discuter la question : je pense que douleur ovarique veut dire simplement névralgie. Irritation est un mot trop fort ; ce n'est rien de plus

---

(1) Scanzoni. Traité pratique des maladies des organes sexuels de la femme, trad. Dor et Socin, 1858, p. 323, 324.

que l'élément douleur, cet élément feu follet qui a poussés tant d'hommes à se laisser entraîner dans les stériles régions de la théorie (1). »

Loin de nous la pensée d'affirmer que les douleurs intenses qu'on rencontre dans l'ovarite aient leur siége exclusif dans la trame de l'organe lui-même ; nous croyons pouvoir admettre, avec Graily Hewitt (2), que les causes de la douleur dans l'ovarite sont multiples, qu'elles résident dans l'ovaire enflammé, dans une congestion utérine qui n'est le plus souvent que le retentissement de la maladie ovarienne, dans les déplacements de la matrice et les tiraillements des ligaments, et aussi dans la participation à l'inflammation du péritoine périovarien.

Disons en passant que la localisation bien nette de la douleur au niveau seulement de la tumeur comprimée, chez nos femmes enceintes, ferait volontiers penser que les irradiations douloureuses, qui sont signalées dans l'ovarite par tous les gynécologistes, proviennent de la propagation de l'inflammation aux tissus et organes de voisinage, ou bien de la pression que ces derniers viennent à subir.

Mais, pour des raisons que j'ai déjà expliquées (p. 34 et 48), toute idée d'un état pathologique devant être écartée, il nous faut chercher une autre explication.

SENSIBILITÉ DE L'OVAIRE A L'ÉTAT NORMAL. — L'ovaire à l'état normal est-il sensible ? La plupart des auteurs restent muets sur ce point ; ceux qui en ont parlé ne sont pas d'accord. Depuis longtemps déjà les auteurs anciens avaient signalé les analogies qui existent entre les testicules et les

---

(1) Diseases of Women. London, 1856. Cité par Merlou, thèse sur l'ovarite, 1877, p. 12.

(2) Cité par Scaglia, in des différentes formes de l'ovarite aiguë. Paris, 1870, p. 107.

ovaires, appelés les testicules de la femme (*testes muliebres*),
tant au point de vue anatomo-physiologique (1), qu'au
point de vue pathologique (2) ; c'est ainsi qu'on a décrit les
ovarites blennorrhagiques, rhumatismales, ourleuses, va-
rioleuses, à côté des mêmes variétés d'orchite. On n'a pas
manqué non plus d'attribuer à l'organe femelle une sensibilité spéciale, analogue à celle que possède l'organe mâle ;
nous trouvons encore dans la deuxième édition du livre de
Boinet (1877), les phrases suivantes à propos des douleurs
névralgiques des ovaires : « C'est un véritable éréthisme
ou spasme douloureux des ovaires, *semblable à celui que
l'homme éprouve dans les testicules*, lorsqu'il a été longtemps en érection sans pouvoir accomplir l'acte de copula-
tion (3). » Et quelques pages plus loin : « Il se passe dans
les ovaires les *mêmes phénomènes de sensibilité*, de douleur,
de gonflement, que l'on remarque dans les testicules
de l'homme lorsque... (4). » M. Gallard (5), raillant la
subtilité des observateurs qui ont eu la prétention de trouver un signe de diagnostic différentiel de l'ovarite dans le
caractère de la douleur assimilée à celle que produit la
pression du testicule, fait remarquer avec à-propos la
bizarrerie de ce rapprochement de deux sensations qui,
n'ayant jamais pu être éprouvées par le même sujet, échap-
pent forcément à toute comparaison.

*La sensibilité normale de l'ovaire étudiée dans des cas de
hernie de l'organe.* — A. Parmi les auteurs qui ont nié
la sensibilité de l'ovaire à l'état normal, nous citerons

(1) Voy. Chereau. Loc. cit., pp. 29, 95.
(2) Voy. Scaglia. Th. cit., p. 52 et suiv.
(3) Boinet. Maladies des ovaires, 2e édit., 1877, p. 98.
(4) Id., p. 103.
(5) Gallard. Leçons cliniques sur les maladies des femmes, 1re édit.,
p. 716.

Loumaigne et Puech. C'est sur des observations de hernies des ovaires que ces auteurs ont appuyé leur opinion. Loumaigne, dans sa thèse inaugurale (1), faite sous l'inspiration du professeur Dolbeau, rapporte dans une longue observation, intéressante à plus d'un titre, un cas de hernie crurale de l'ovaire droit, dans lequel on constata de la douleur et du gonflement au moment de l'entrée de la malade à l'hôpital ; puis peu à peu la tuméfaction diminua et la douleur disparut, si bien que, deux mois environ après, « l'ovaire, une fois complétement décongestionné, était devenu *complétement insensible, même à une pression forte* » (p. 36). Et Loumaigne tire de là cette conclusion : « cette insensibilité est normale. » Nous ferons remarquer que l'auteur dit à la fin de l'observation (p. 13) non-seulement que l'organe avait diminué de volume, mais qu'il était *atrophié* (phénomène qui n'est nullement rare dans cette affection). Pourquoi donc alors formuler si vite une conclusion à l'*insensibilite normale ?*

Puech, se fondant sur les oscillations de la douleur qui apparaît ou s'exagère aux époques menstruelles, sur la facilité avec laquelle certaines malades ont conservé longtemps des ectopies inguinales ou crurales de l'ovaire, sans en être incommodées, ou même à leur insu, n'admet pas la sensibilité de l'ovaire normal : « L'absence, dit-il, comme l'existence du caractère douleur à ses divers degrés correspond à des états différents de l'ovaire. A l'état physiologique l'ovaire est généralement insensible, on peut le toucher, on peut le presser légèrement sans que la femme éprouve des inconvénients marqués (2). » Et il ajoute que cette circonstance est pour lui tellement caractéristique

(1) Loumaigne. De la hernie de l'ovaire. Thèse, 1869.
(2) Puech. Des ovaires et de leurs anomalies, p. 59.

qu'elle lui a servi dans l'hermaphrodisme féminin pour
distinguer l'ovaire d'un testicule. Si la pression, dit-il, eût
réveillé une douleur particulière, en dépit des apparences,
on se fût prononcé en faveur du testicule, car c'est là un
caractère pathognomonique de cet organe.

*B.* Mais, d'un autre côté, n'avons-nous pas deux observations de Guersant (1), une observation de Coste (2) dans
lesquelles des hernies de l'ovaire ont été méconnues? Les
tumeurs observées étaient douées de sensibilité et offraient
au chirurgien « la sensation que pourrait donner un testicule. » La douleur tient une place importante dans toutes
les descriptions qu'on a faites de la hernie de l'ovaire ; d'a-
près les traités classiques, elle augmente par la pression,
par le décubitus dorsal ou par le décubitus latéral opposé
à la hernie, par l'action de se baisser et de se relever ; pouvant devenir presque *nulle* dans certains cas *à l'état de
repos*, et dans la période intercalaire des règles, elle subit
aussi des exacerbations à chaque époque menstruelle.
Dans l'observation bien connue de Percival Pott (3), les
deux petites tumeurs que la malade portait aux aines
étaient devenues *si douloureuses qu'elles l'empêchaient de
remplir ses fonctions de servante.* Cependant ce chirurgien,
qui dut accéder aux désirs de la malade en pratiquant l'ex-
cision, fait remarquer lui-même que *ces tumeurs étaient
absolument exemptes d'inflammation.* Il s'agissait d'une
femme vigoureuse, d'une excellente santé, qui n'avait
d'autre incommodité que la souffrance occasionnée par ces
tumeurs, lorsqu'elle se baissait ou faisait quelque *mouvement qui les comprimait.*

(1) Thèse de Loumaigne. Observations IV et XI.
(2) Cité dans le mémoire de Puech. Il s'agit précisément d'un cas
d'hermaphrodisme féminin.
(3) Pott. Œuvres chirurgicales, t. I, p. 492.

Murat (1), après avoir énuméré une partie des signes de la hernie des ovaires, parmi lesquels il classe au premier rang l'augmentation de la douleur par la pression de la tumeur, a soin d'ajouter : « Ces signes indiquent la sortie d'un ovaire *sain* de l'abdomen, ils éprouvent quelques modifications lorsque cet organe est affecté d'inflammation, ou d'une altération pathologique. »

Puech rattache la sensibilité ovarique, toutes les fois qu'on la constate, à un état particulier de l'organe qui s'éloigne de l'état normal. Et il place, avec juste raison, la fluxion et la congestion inséparables de l'hémorragie menstruelle au premier rang des phénomènes qui favorisent le développement de cette sensibilité.

*C.* Mais, dans un certain nombre de cas (dont ce dernier auteur rapporte lui-même des exemples), une pression même légère étant l'unique cause du développement de la douleur dans l'ovaire hernié, et qui plus est (voir observ. XI du mémoire de Puech) la pression déterminant parfois une sensation douloureuse et voluptueuse tout à la fois, il dut trouver une explication à ces faits ; c'est ce qu'il fit en invoquant la théorie du *priapisme* de l'ovaire émise par Loumaigne (2), qui, sous l'influence du taxis, a vu se produire une turgescence de l'organe : « Cette sensibilité anormale, mais véritablement physiologique, puisqu'elle disparaissait avec la cause provocatrice, ne peut être expliquée que par l'hypothèse d'une congestion instantanée, en quelque sorte électrique, produite par l'effet de la pression (3). »

Ces assertions de Puech et Loumaigne semblent tout au moins hasardées, et il y a lieu de se demander si ces auteurs n'ont pas justement basé leur opinion sur des faits

(1) Dict. des sciences méd., t. XXXIX, p. 88.
(2) Loumaigne. Loc. cit,, pp. 12 et 32.
(3) Puech. Loc. cit., p. 62.

Chaignot.                                                  5

où l'ovaire déplacé avait subi, par le fait des conditions irrégulières dans lesquelles il se trouvait, des modifications plus ou moins profondes dans sa texture, c'est-à-dire sur des faits anormaux.

*Opinion de Courty*. — Le professeur Courty, de Montpellier, dont le nom fait autorité pour tout ce qui concerne les organes génitaux de la femme, est d'un avis bien opposé, d'après ce qu'on peut voir en lisant la phrase suivante écrite dans son livre sur les maladies de l'utérus : « La *sensibilité normale* de l'ovaire est exquise (elle n'a pu être niée que par des médecins inexpérimentés); sa sensibilité pathologique est développée à un tel point que la moindre pression y provoque des douleurs atroces (1). »

Sensibilité de l'ovaire simplement congestionné. — Mais en admettant même que l'ovaire fût insensible à l'état normal, il est des conditions dans lesquelles, tout en restant sain, il peut, de l'avis de tous, devenir douloureux à la pression. Telles sont toutes les circonstances qui produisent la congestion de cet organe.

*Congestion douloureuse liée à l'ovulation*. — J'ai déjà dit qu'à chaque époque menstruelle les ovaires, ou au moins celui qui supporte la vésicule en voie de développement, sont le siége d'un gonflement incontestable; et on ne saurait nier qu'ils acquièrent en même temps une sensibilité plus grande. Des observations nombreuses, qu'on peut lire dans les travaux de Deneux, Loumaigne, Puech, Wibaille (th. 1874), Boinet, Courty, etc..., ces observations, dis-je,

---

(1) Courty. Traité pratique des maladies de l'utérus des ovaires et des trompes, 3º édit. Paris, 1879, p. 571.

établissent les deux phénomènes précités d'une manière non douteuse. Or tous les physiologistes sont d'accord pour reconnaître que ce travail de l'ovulation se produit sous l'influence d'une congestion de l'ovaire. Le mécanisme qui produit cette congestion a été bien mis en lumière par les travaux de Rouget (1) sur les appareils érectiles des organes génitaux de la femme : par le fait de la contraction des fibres musculaires lisses qui entrent dans la composition de cet appareil, aussi bien celles qui pénètrent dans le centre de l'ovaire que celles qui entourent les plexus veineux du ligament large, la circulation de retour se ralentit et la tension augmente dans les capillaires. Les douleurs iliaques que nombre de femmes éprouvent au moment de leurs règles, les faits de dysménorrhée, ne seraient souvent que la conséquence de difficultés dans la rupture de l'ovisac et d'une congestion ovarique trop intense (2) (Simpson, Scanzoni, Siredey).

*Douleur ovarienne des hystériques* — La douleur iliaque des hystériques si bien décrite dans ces derniers temps par l'éminent médecin de la Salpêtrière, M. Charcot, réside dans l'ovaire. Il l'admet si bien qu'il la décrit sous le nom de *douleur ovarienne* (3), et qu'il s'attache à préciser le siége de l'ovaire sur le vivant — (l'ouverture de l'abdomen modifie les rapports de cet organe), — pour démontrer que le corps ovalaire douloureux, perçu par la palpation, n'est autre chose que l'ovaire. Et quand il arrive à rechercher l'état anatomique de l'organe pour expliquer la

(1) Rouget. Recherches sur les organes érectiles de la femme et sur l'appareil tubo-ovarien, in Journ. de phys. de Brown-Séquard, 1859.

(2) Art. Dysménorrhée du Nouv. Dict. de méd. et de chir. pratiques, t. X, p. 12.

(3) Charcot. Leçons sur les maladies du système nerveux, 2e édition, t. I, p. 320.

douleur, il reconnaît qu'on n'y constate pas de lésion. *Parfois*, dit–il, il existe une tuméfaction plus ou moins prononcée, et « il paraît assez vraisemblable que cette tuméfaction résulte alors d'une *turgescence vasculaire analogue à celle qui se montre à la suite de certaines névralgies.* » Cette douleur ovarienne des hystérique n'est d'ailleurs pas toujours spontanément accusée, il faut souvent la rechercher par la pression.

*Congestions passives.* — Mauriac (1) rapporte à l'ovaire la douleur inguinale qu'on observe fréquemment du côté gauche dans les maladies de l'utérus, et en donne pour cause un état congestif de cet organe, qu'il attribue à la pression du rectum sur les paquets veineux.

M. le professeur Verneuil admet que la simple congestion, en dehors de tout état inflammatoire, peut rendre l'ovaire douloureux. C'est ce qui ressort d'une observation publiée dans la *France médicale* par le D<sup>r</sup> Laison (2), qui voyait aussi la malade. Le traitement institué et la marche ultérieure de l'affection ne firent que confirmer M. Verneuil dans son premier diagnostic de « *congestion ovarique douloureuse.* » Enfin, les faits de névralgie de l'ovaire, cités par Courty (3), décrits dans un chapitre spécial par divers auteurs sous le nom de : *irritation ovarienne* (4), *ovarialgie* (5), *ovarite nerveuse, congestive, menstruelle*, ne trouvent une explication le plus souvent que dans l'exagération

(1) **West.** Leçons sur les maladies des femmes, traduct. par Mauriac. Paris, 1870, p. 192 (Note du traducteur).

(2) France médicale, 1875, n° 34.

(3) Courty. Loc. cit., 2° édit.

(4) **Churchill** Trad. Wieland et Dubrisay, 1865, t. I, p. 587.

(5) **Boinet.** Maladies des ovaires, 2° éd., p. 97.

de la sensibilité de l'organe par un afflux sanguin immodéré.

De tout ceci il résulte clairement que la congestion et le travail qui accompagnent chaque ovulation développent ou exagèrent la sensibilité de l'ovaire.

ETAT ANATOMO-PHYSIOLOGIQUE DE L'OVAIRE PENDANT LA GROSSESSE. — En présence de la douleur développée par la pression de l'ovaire chez la femme enceinte, notre devoir était donc de nous demander ce que devient la fonction de l'organe pendant la grossesse, quelle est sa vascularisation, question délicate ; car, ainsi que l'a très-bien dit Aran, « on ne possède pas encore de données bien précises sur les changements qui s'accomplissent dans l'ovaire pendant la grossesse, l'accouchement et l'état puerpéral. » (1)

A. *Fonction ovarienne pendant la grossesse.* — Ce que l'on sait bien, c'est que la suspension de l'écoulement menstruel est de règle pendant la gestation ; et pour certains accoucheurs les exceptions signalées seraient toujours des pertes de sang, ayant une cause pathologique : telle est l'opinion de Stoltz (2). Ce dernier, de même que Bischoff, Joulin (3), Puech (4) etc., admettent que, pendant la grossesse, il y a inertie fonctionnelle complète (5) de l'ovaire, lequel, selon leurs expressions, sommeille, est dans la torpeur.

(1) Aran. Leçons cliniques sur les maladies de l'utérus et de ses annexes, p. 575.

(2) Art. Menstruation du Nouv Dict. de médecine et de chirurgie pratiques, t. XXII, p. 318.

(3) Joulin. Traité d'accouch., p. 372.

(4) Annales de gynécologie, t. X, p. 4.

(5) Bischoff. Etudes sur la théorie de la menstruation et de la fécondation. Arch. gén. de méd., 1854, p. 545.

D'autres ne sont pas aussi absolus : on a même cité des exemples de plusieurs corps jaunes dans les ovaires, dont quelques-uns tout récents, pendant que la matrice était occupée par un produit de conception. Pour de Sinety (1) et quelques auteurs, il peut y avoir, dans certaines conditions, indépendance des fonctions menstruelle et ovulaire. Murat (2) et Chereau admettent le développement des vésicules de de Graaf pendant la gestation ; l'un dit en effet qu'on trouve les « vésicules plus grosses, plus distinctes » que dans l'état de vacuité ; l'autre : « j'observe que l'action de germification des ovaires ne cesse point pendant la gestation utérine, ils *continuent à sécréter et à murir* des vésicules de de Graaf » (3). Murat ajoute que l'expulsion successive des germes ne pouvant s'effectuer pendant ce temps, on a ainsi la facilité de comprendre pourquoi l'on trouve, chez les femmes qui succombent pendant la grossesse, les *ovaires volumineux, engorgés,* comme spongieux, et *garnis de vésicules plus grosses* que dans l'état de vacuité. On a fait dire à Négrier que le travail d'ovulation était suspendu pendant la période qui nous occupe ; en se reportant aux travaux du médecin d'Angers, on voit au contraire qu'il a dit simplement que ce travail est ralenti et il résume ainsi sa pensée : « Il n'y a pas de supension totale de la fonction ovarienne : le travail se continue jusqu'à la dernière évolution, la dilatation exceptée » (4), entendant sans doute par ce mot « dilatation » l'extrême limite qui amène la rupture de l'ovisac.

(1) De Sinety. Archives de physiologie normale et pathologique, 1876, nº 6, p. 803.

(2) Murat. Dict. des scienc. méd., t. XXXIX, p. 4.

(3) Chéreau. Loc. cit., p. 55.

(4) Négrier. Recueils de faits pour servir à l'histoire des ovaires, 1858, p. 94.

Dans une récente communication à l'Académie des sciences (1), de Sinéty a fait connaître le résultat de ses recherches histologiques sur l'ovaire pendant la grossesse. Il en résulte que la gestation imprime aux ovaires un cachet tout spécial qui ne se localise pas au dernier follicule déchiré ; un certain nombre de follicules *contenant encore leur ovule* ont aussi des changements de structure; mais la rupture ne s'étant pas effectuée, il donne au travail de régression qui se passe dans ces vésicules le nom d'*atrésie* folliculaire. Il pourrait donc y avoir d'après cette théorie, un certain degré de fonction de l'ovaire qui imprimerait des changements à la circulation, et à la sensibilité de l'organe, d'une façon en quelque sorte permanente.

B. *Etat vasculaire de l'ovaire pendant la grossesse.* — Quoiqu'il en soit de la fonction ovarienne pendant la grossesse, question sur laquelle le dernier mot n'est pas encore dit, voyons quel est l'état du système vasculaire de l'organe.

*a.* La plupart des anatomistes et des accoucheurs font marcher de pair la congestion et l'augmentation de volume dont j'ai parlé (p. 14). Ils s'expriment d'une manière telle qu'il est facile de voir que dans leur esprit il n'y avait pas le moindre doute. Velpeau (2) dit que pendant la grossesse les vaisseaux de l'ovaire se dilatent, quelquefois au point de se rompre. Roux, Murat, Chéreau attribuent aux ovaires de la femme enceinte des propriétés vitales plus caractérisées ; il y a selon eux un état spongieux de l'organe, dû à *l'augmentation de calibre de ses vaisseaux qui y apportent du sang en plus grande abondance* (3). Chéreau (4), Her-

(1) De Sinéty. De l'ovaire pendant la grossesse. Comptes-rendus de l'Acad. des sc., août 1877.
(2) Velpeau. Traité d'accouchements, t. I, p. 169.
(3) Murat. Dict. des sc. méd., t. XXXIX, p. 4.
(4) Chérau. Loc. cit., pp. 119, 137.

vieux (1), s'appuient sur cette congestion « *physiologique* » pour expliquer la fréquence de l'ovarite puerpérale, « ces conditions nouvelles — la turgescence, le gonflement qu'ils acquièrent dans la conception, et *conservent* pendant la grossesse, — créant dans l'ovaire un état d'imminence morbide qui sollicite l'action des causes déterminantes soit éloignées , soit prochaines , de la phlegmasie de cette glande. » Churchill (2) Stoltz (3) etc., admettent également une turgescence et une vascularisation plus marquée qu'à l'état normal ; je dois dire pourtant que Stoltz après avoir parlé de la dilatation vasculaire et de l'augmentation de volume, dit aussi que les ovaires restent généralement blancs. Je pourrais multiplier ces citations en faveur de la congestion. Cependant l'accord sur cette question n'est pas aussi unanime qu'on pourrait le croire.

*b.* Un auteur allemand qui s'est beaucoup occupé de l'ovaire et de la menstruation, dont le nom ne manque pas d'autorité, Bischoff, est venu affirmer de la façon la plus catégorique, une opinion tout à fait opposée : « C'est à tort qu'on attribuerait le développement complet du corps jaune dans les cas où il y a fécondation, à une plasticité plus grande de l'appareil génital survenant dans ces circonstances. L'utérus seul et un peu le vagin sont le siége, si je puis m'exprimer ainsi, de cette plasticité ; les ovaires n'y ont pas la moindre part. *On voit toujours chez les femmes enceintes, l'ovaire petit, raccorni, sec, pâle, contenant peu de sang*, les follicules de de Graaf tout petits et semblant annoncer que les organes génitaux sont *dans un état complet*

---

(1) Hervieux. Traité clinique et pratique des maladies puerpérales Paris, 1870, p. 371.

(2) Maladies des femmes, 1866, p. 9, trad. Wieland et Dubrisay.

(3) Dict, de Jaccoud, t. XVII, p. 14.

*d'inaction* » (1). M. Gallard (2), acceptant les opinions de Bischoff comme vraies et démontrées, a cru pouvoir en déduire que la grossesse, loin de constituer une cause prédisposante à l'ovarite, serait au contraire une condition favorable à la guérison d'une phlegmasie ovarienne existant antérieurement à la conception ; et cela en détournant l'afflux sanguin de l'organe, en le décongestionnant, en le plaçant pendant des mois dans un état d'anémie physiologique qui constituerait ainsi le « meilleur mode de traitement » de l'ovarite (3). Boinet (4) se range au même avis.

Il est à désirer que des faits nouveaux viennent trancher définitivement cette question de l'état anatomo-physiologique de l'ovaire pendant la grossesse.

Pour nous, désireux de trouver dans les descriptions de l'ovaire pendant la grossesse des conditions favorables au développement de la sensibilité de l'organe, nous nous reportâmes au travail de Bischoff pour y chercher les preuves de ce qu'il a avancé ; nous y trouvâmes l'affirmation et rien de plus (5). Nous avouons qu'alors, tout en conservant des doutes, (n'ayant pas eu occasion de vérifier le fait par nous même), il nous vint naturellement à l'esprit qu'il n'y avait peut-être là qu'une théorie ingénieuse inventée pour expliquer la différence qui existe entre le corps jaune de la grossesse et celui de la menstruation (6). Nous avons retrouvé

(1) Bischoff. Etudes sur la théorie de la menstruation et de la fécondation. Arch. de méd., 1854, p. 545.

(2) Mémoire sur les hématocèles spontanées. Arch. gén. de méd., 1860, p. 21.

(3) Gallard. Leçons sur l'ovarite. Gazette des hôp., 1869. Brochure, p. 61.

(4) Boinet. Maladie des ovaires, 2ᵉ édit., p. 46.

(5) Je dois dire que je n'ai lu de Bischoff que son travail sur la menstruation, publié en 1854 dans les Archives, le travail cité par M. Gallard, qui a accepté sa théorie.

(6) D'après Bischoff, l'afflux sanguin qui précède et amène la maturité

ensuite cette idée dans la thèse de Périer (1) qui traite l'opinion de Bischoff de « vue toute hypothétique » ajoutant
que ce n'est pas la vascularisation qui manque dans le corps
jaune, que les vaisseaux au contraire y sont très-déve-
loppés.

c) D'ailleurs n'est-il pas logique d'admettre pendant la
gestation sinon une congestion active, au moins une congestion passive de l'ovaire? Tout le système vasculaire en
général est dilaté pendant la grossesse, tout l'organisme a
une tendance à la pléthore séro-sanguine ; les ovaires reçoivent du sang des mêmes troncs artériels que l'utérus,
qui jouit d'une circulation extraordinaire; enfin, par le
fait de la compression exercée par la matrice, les ovaires
doivent être gorgés de sang au même titre que la vulve, le
rectum, les membres inférieurs.

Pour *résumer* cette trop longue discussion, nous dirons
que, à notre avis, il n'est nullement démontré que l'ovaire
soit insensible à l'état normal, comme l'ont prétendu quelques auteurs. Sans doute, en dehors de tout état morbide,
et même dans ses déplacements, dans l'intervalle des époques menstruelles, il n'occasionne spontanément aucune
gêne. Mais qui a jamais songé à nier la sensibilité du testicule? dont la douleur caractéristique ne se manifeste pas
spontanément? D'un autre côté, la situation profonde de
l'ovaire, dans les conditions normales de vacuité, le dé-
robe à nos moyens d'investigation. Mais, si nous pouvions
le pincer fortement entre deux doigts, comme on le fait
pour le testicule, la patiente n'accuserait-elle pas une dou-

d'une nouvelle vésicule hâte la résorption du corps jaune de la menstruation. Quant au contraire il y a eu conception, l'inaction et l'anémie
de l'organe permettent au corps jaune de se développer.

(1) Périer. Th. agrég., 1865, p. 115.

leur? Les ovaires comme les testicules reçoivent des filets nerveux en grand nombre, et, pour les uns comme pour les autres, ces nerfs viennent du grand sympathique.

Les quelques observations de hernies inguinales ou crurales qu'on a mises en avant ne prouvent pas l'insensibilité, car pour diverses causes se rattachant au déplacement lui-même, ces ovaires pouvaient être dans un état anormal. Au contraire, la douleur quelquefois atroce dont l'organe devient le siége quand il est enflammé, les faits d'ovarialgie correspondant ou non à l'époque des règles, la douleur ovarienne des hystériques, celle qui se montre ou s'exagère dans les hernies de l'ovaire, quand celui-ci vient à être comprimé pendant les mouvements, et aussi les faits que nous apportons dans ce travail, voilà autant de circonstances qui plaident en faveur de la sensibilité, même à l'état normal. Bien entendu, il faut que la pression intervienne pour réveiller cette sensibilité latente, qui n'apparaît spontanément que dans des cas parculiers.

De plus, quand la matrice est remplie par un fœtus presque à terme, outre la possibilité de la pression de l'ovaire il y a, pour favoriser le développement de la douleur, une distension des vaisseaux par l'afflux sanguin, une *congestion* plus ou moins marquée.

On nous demandera peut-être ce que nous pensons de la théorie du *priapisme* énoncée par Loumaigne et invoquée par Puech pour expliquer l'apparition de la douleur. A cela nous répondrons qu'il est possible que des pressions répétées amènent dans l'organe une sensibilité plus vive. Mais, dans toutes nos observations, nous avons provoqué la douleur *la première fois* que nous sentions bien nettement la petite tumeur rouler entre nos doigts et le globe utérin ; nous évitions de la rechercher le même jour, ou au

moins coup sur coup, d'abord parce qu'il était inutile de
réveiller à la patiente une sensation pénible, et que celle-ci
ne s'y serait pas prêtée de bonne grâce.

Enfin, on pourra nous objecter que la douleur vient de la
*compression du plexus nerveux sous-ovarique*. Certes nous
sommes loin de contredire ce mode de production, mais ne
pouvons-nous pas aussi admettre avec grandes raisons la
compression des ramuscules terminaux dans le paren-
chyme par le fait de la distension des capillaires et de la
pression manuelle réunies?

## OBSERVATIONS.

Il était assez difficile de classer méthodiquement nos
observations, documents où il y a nécessairement de nombreuses répétitions, et dont les points intéressants se trouvent dissiminés. Nous avons cependant essayé d'y mettre
un peu d'ordre en adoptant les cinq groupes suivants :

*Premier Groupe.* — Seize observ. où la douleur ovarique
fut provoquée à gauche, le fœtus étant en position O. I.
G. A.

*Deuxième Groupe.* — Trois observ. où la douleur ovarique siégeait à droite, le fœtus étant en position O. I. D. P.

*Troisième Groupe.* — Trois observ. où la position primi-
tive du fœtus ayant changé, la douleur ovarique ne fut
plus retrouvée.

*Quatrième Groupe.* — Quatre observ. où la douleur
ovarique ne fut provoquée que lorsque la contraction in-

dolore de l'utérus donnait à cet organe une résistance suffisante.

*Cinquième Groupe.* — Quatre observ. où la douleur ovarique fut provoquée des deux côtés.

### PREMIER GROUPE.

Obs. I. — O. I. G. A. Douleur ovarique gauche. Douleur de côté (ovarique spontanée?) les jours qui précèdent l'accouchement.

Marie Clause, femme Hergott, 36 ans, primipare. Aucun antécédent morbide; aucun symptôme d'hystérie. Bien réglée depuis l'âge de 14 ans, chaque mois deux à trois jours.

Dernières règles le 10 juin 1878. Bien portante pendant sa grossesse.

Examen du 15 mars. Utérus incliné à droite, remontant à 36 cent. au-dessus de la symphyse, 15 au-dessus de l'ombilic, 6 au-dessous de l'appendice xyphoïde. Sommet, O. I. G. A. La tête plonge dans l'excavation ; le dos est dirigé du côté gauche.

A travers les parois de l'abdomen on peut sentir, de chaque côté de l'utérus, les saillies que forment les ligaments ronds, accolés à l'utérus, partant de la moitié de la hauteur de l'organe pour se diriger à peu près verticalement en bas, vers les aines. On peut les suivre dans une grande partie de leur étendue. Leur pression n'est pas douloureuse; celui du côté gauche est plus accessible, situé sur un plan plus antérieur que celui du côté droit. Il semble se confondre avec la matrice en un point qui est à 10 cent. de l'ombilic et 16 cent. de l'épine iliaque. Pour le côté droit les mensurations donnent un rapport inverse : 16 cent de l'ombilic et 6 cent. de l'épine iliaque. De plus cette insertion du ligament est situé 4 cent. plus bas à droite qu'à gauche.

A 7 cent. en arrière et au-dessus du ligament rond gauche, on trouve un petit corps ovalaire mobile, dont la pression contre l'utérus résistant est très-douloureuse. La patiente porte brusquement la main à son côté, comme pour le protéger, quand le doigt de l'explorateur vient à passer sur cette petite tumeur qui siége à 11 cent. de l'ombilic, à 16 cent. de l'épine iliaque antéro-supérieure (la rotation et l'inclinaison latérale de la matrice sont ici très-marquées). Du côté droit on ne provoque aucune douleur et ne perçoit pas de tumeur en arrière du ligament rond.

21 mars. Depuis quelques jours, cette femme se plaint de souffrir du côté gauche surtout dans le décubitus latéral. Ce matin à 7 h. le

travail a débuté. La douleur de côté est moins vive mais persiste encore dans l'intervalle des contractions utérines. Faut-il attribuer cette douleur à une compression de l'ovaire? Nous ne saurions le dire. Cette hypothèse est peut-être admissible ; car la douleur de côté disparaît dans la journée, et lorsqu'on examine la femme à 4 h. 1ǃ2 du soir, alors que la parturiente ne ressent plus la douleur de côté, on trouve la rotation effectuée ; la région dorsale du fœtus occupe la ligne médiane, et ne correspond plus à la région ovarique gauche comme le matin. La tête est à ce moment sur le plancher périnéal, l'occiput sous la symphyse pubienne, les battements du cœur ont leur maximum sur le trajet de la ligne blanche.

Pendant les douleurs expulsives je recherche en vain à sentir la petite tumeur trouvée en arrière du ligament rond. La patiente contracte violemment ses muscles abdominaux, et la palpation des parties sous-jacentes est impossible. Dans l'intervalle des contractions, on arrive facilement sur le ligament rond gauche, mais on ne sent plus en arrière de lui le petit corps mobile et on ne provoque pas de douleur.

Accouchement à 5 h. 1ǃ2 du soir.

Pendant les premiers jours qui suivent l'accouchement, ventre ballonné, exploration difficile.

10 mars. Utérus incliné à gauche, 10 cent. au-dessus de la symphyse. Le corps de l'organe est encore un peu sensible à la pression. On ne distingue pas la tumeur ovarique sur les parties latérales et on ne provoque pas la douleur caractéristique.

Sortie bien portante le 13 avril.

OBS. II. — O. I. G. A. Douleur ovarique gauche.

Jaffeux, 24 ans, cuisinière, multipare. Bonne constitution, toujours bien portante. Pas de maladie abdominale. Pas de symptôme d'hystérie. Bien réglée depuis l'âge de 16 ans, tous les mois deux jours. Dernières règles le 15 juin 1878. Bien portante pendant la grossesse ; aucun accident, aucune douleur spontanée dans le ventre.

15 mars. Utérus incliné à droite, fond à 34 cent. au-dessus de la symphyse, 14 cent. au-dessus de l'ombilic, 6 au-dessous de l'appendice xyphoïde. Sommet, tête engagée, front dirigé à droite; dos à gauche transversalement.

Du côté gauche on perçoit facilement le ligament rond qu'on perd sur l'utérus en un point qui est à 12 cent. de l'ombilic, 10 cent. de l'épine iliaque, sur le trajet de la ligne qui va de l'ombilic à l'épine iliaque ; il forme une saillie arrondie accolée à l'utérus, du volume d'une plume de corbeau, dont la pression n'est pas douloureuse. Du même côté et à 7 cent. en arrière du ligament rond, on arrive à sentir un corps mobile ovalaire, très-douloureux à la pression. Il faut pour l'atteindre se placer du côté opposé, enfoncer profondément la main dans le flanc, en ramenant la pulpe des doigts sur la paroi utérine. Le siège de cette petite tumeur ainsi que de la douleur est à 15 cent. de l'ombilic, 11 cent. de l'épine iliaque, 5 cent. au-dessus de la ligne qui va de l'ombilic à l'épine iliaque.

Du côté droit, on sent le ligament rond moins facilement que du côté opposé, son point de réunion à l'utérus est situé plus bas que celui du côté opposé, il est à plusieurs centimètres au-dessous de la ligne qui va de l'épine iliaque à l'ombilic. On n'arrive pas à sentir de petite tumeur en arrière de lui, et on ne provoque pas de douleur.

Accouchement le 27 mars, garçon, 3690 grammes après 7 h. 50 de travail.

La douleur de côté provoquée le 15 mars n'a plus été ressentie, ni pendant le repos, ni pendant la marche ou les mouvements, ni pendant le travail.

Le 28. Utérus à peu près sur la ligne médiane, indolore à la palpation, à 14 cent. au-dessus de la symphyse, un travers de doigt au-dessous de l'ombilic. Aucune douleur n'est provoquée par l'exploration des parties latérales. Je pratique encore un examen négatif le 2 avril, alors que le fond de l'utérus est à 9 cent. au-dessus de la symphyse. Les annexes de l'utérus ne sauraient être distinguées l'une de l'autre par la palpation au milieu des parties molles qui sont sur les côtés de la matrice.

La femme sort de l'hôpital bien portante, le 12 avril.

OBS. III. — O. I. G. A. Douleur ovarique gauche.

Chauvin, modiste, 20 ans, primipare, entre à la Clinique d'accouchements le 27 janvier 1879. Elle est d'un caractère irritable, mais non franchement hystérique. Elle n'a jamais été malade.

A deux examens successifs, le 5 et le 8 février, on constate une présentation du sommet, position O. I. G. A. La tête reste mobile au-dessus du détroit supérieur (léger rétrécissement du bassin). Inclinaison droite de l'utérus.

Le 11. Dans un examen plus minutieux, on provoque à la palpation une douleur localisée très-vive, qui apparaît en même temps qu'on sent rouler sous le doigt un petit corps ovoïde du volume d'une petite olive. La douleur cesse aussitôt après la pression de ce petit corps ; on peut la renouveler en le recherchant de nouveau, car il est mobile, a fui sous le doigt. Le siège est à 16 cent. de l'ombilic, 9 cent.

de l'épine iliaque antérieure et supérieure, sensiblement sur le même plan horizontal que l'ombilic, et un peu au-dessus de celui qui passerait par l'épine iliaque.

A 4 ou 5 cent. en avant de ce point on sent une saillie longitudinale, arrondie en forme de corde, accolée à l'utérus, dont la pression est à peine sensible. D'après le volume et la direction de cette saillie, on reconnaît à n'en pas douter, qu'elle est constituée par le ligament rond.

Du côté droit on arrive aussi à sentir le ligament rond qui paraît situé sur un plan moins antérieur que celui du côté gauche. En arrière de lui on ne provoque pas de douleur, mais on ne presse pas non plus de petite tumeur comme du côté opposé.

27 février. Le petit corps ovoïde que nous pensons être l'ovaire gauche est aujourd'hui encore très-accessible, et très-douloureux à la pression. La région dorsale du fœtus située directement en arrière permet de le comprimer.

Accouchement spontané le 7 mars après un travail prolongé, trois jours (rétrécissement léger du bassin). Garçon, 3,100 grammes. Pendant les contractions douloureuses du travail et dans leur intervalle, la douleur de côté n'a pas été ressentie.

8 mars. Utérus incliné à droite, 17 cent. au-dessus de la symphyse. Ventre indolore à une palpation modérée. On distingue mal ce matin le ligament rond gauche que M. Budin a pu sentir encore facilement à la visite d'hier soir, quinze heures après la parturition. On ne retrouve pas le point douloureux ovarique gauche.

13 mars. La femme sort bien portante.

OBS. IV. — O. I. G. A. Douleur ovarique gauche. Recherche de la douleur ovarique pendant le travail.

Tornay (Marie), 28 ans, domestique, multipare, entre à la Clinique d'accouchements le 11 février 1879. D'une bonne constitution, elle n'a jamais fait de maladie, n'a jamais souffert du ventre. Employée chez un marchand de vins, elle fait un travail pénible dont elle supporte bien la fatigue. Réglée pour la première fois à 15 ans, elle a eu une menstruation assez irrégulière, restant parfois plusieurs mois sans rien voir, et sans en être indisposée. Aucun symptôme d'hystérie.

25 avril. O. I. G. Tête mobile au-dessus du détroit supérieur. Utérus sur la ligne médiane, 17 cent. au-dessus de l'ombilic. Les deux ligaments ronds sont perceptibles. A 6 cent. en arrière du ligament gauche, douleur vive correspondant à une petite tumeur ovalaire, à 9 cent. de l'épine iliaque, 16 cent. de l'ombilic.

12 mars. Examen pendant le travail qui a débuté depuis la veille. Dilatation de l'orifice utérin de 6 cent., les membranes sont encore intactes. L'utérus remonte à 34 cent. au-dessus de la symphyse, 14 cent. au-dessus de l'ombilic.

Du côté gauche on sent facilement le ligament rond formant une corde accolée à l'utérus, de direction verticale, du volume d'une plume de corbeau. Point douloureux, à 5 ou 6 cent. en arrière et au-dessus du ligament rond, à 10 cent. de l'épine iliaque antéro-supérieure, 16 cent. de l'ombilic, sur le trajet de la ligne qui réunit ces deux extrémités. Au même niveau petit corps saillant du volume d'une toute petite olive, très-peu mobile.

La paroi abdominale antérieure restant souple pendant une contraction douloureuse de l'utérus, je puis pratiquer la palpation, presser le petit corps indiqué sans provoquer de sensation particulière à cet endroit. La douleur ovarique paraît bien évidemment masquée par la douleur utérine. Celle-ci part de la région hypogastrique et se répand dans tout le ventre. Du côté droit, je ne sens aucune tumeur et ne provoque pas de douleur.

Accouchement à 1 heure du soir, garçon, 3,760 grammes. A la visite du soir faite à 6 heures, on trouve le fond de l'utérus à 19 cent. au-dessus de la symphyse, 3 ou 4 cent. au-dessus de l'ombilic, fortement incliné à droite. On sent des deux côtés les ligaments ronds qui forment des saillies très-appréciables. En arrière de ceux-ci on ne perçoit pas l'ovaire au milieu des parties molles, et pas plus d'un côté que de l'autre on ne provoque de douleur. De même à l'examen du 16 mars, quatre jours après l'accouchement, l'utérus étant indolore à la pression et encore à 15 cent. au-dessus de la symphyse, je recherche en vain la douleur ovarique.

Des accidents thoraciques (bronchite intense) et abdominaux (métrite) qui apparaissent après le 16 mars prolongent le séjour de la malade à l'hôpital, qui part pour l'asile de convalescence du Vésinet le 9 avril. A cette époque le corps de l'utérus est encore volumineux; il dépasse le bord supérieur de la symphyse pubienne de deux travers de doigts, et est légèrement douloureux à la pression.

OBS. V. — Hystérie. O. I. G. A. Douleur ovarique gauche. Douleur ovarique pendant le travail.

Camaye, 18 ans, lingère, primipare, entre à la clinique d'accouchements le 23 janvier 1879. Depuis l'âge de 16 ans et demi elle est sujette à des attaques de nerfs, survenant à la suite de contrariétés, et qui ont tous les caractères des attaques d'hystérie. Une de ses sœurs est également hystérique.

Chaignot.                                6

Dernières règles le 21 avril 1878. — Au premier examen pratiqué le 24 janvier on constata une présentation du sommet, position O. I. G. A.; tête engagée dans l'excavation. Col en grande partie effacé, un demi cent. environ de longueur.

11 février. Même présentation, même position. Du côté gauche, sur le trajet d'une ligne qui va de l'épine iliaque antéro-supérieure à l'ombilic, on provoque par la pression une douleur très-localisée, sans irradiations, qui correspond à un petit corps ovoïde qu'on sent rouler sous le doigt au moment où la femme se plaint. Cette douleur ne dure qu'un instant et ne reparaît pas spontanément.

Le 27. Même position du fœtus, même point douloureux à la pression, à gauche de l'abdomen. La femme se plaint de souffrir lorsqu'elle se baisse ou lorsqu'elle travaille étant assise; mais ces sensations douloureuses, bien qu'elle les rapporte au côté gauche, ne sont pas limitées au point ovarique. Elles occupent l'hypochondre gauche et la région sus pubienne. — Les contractions indolores, que nous pouvons constater, ne réveillent pas la douleur de côté.

Pendant le travail de l'accouchement qui dura douze heures trois quarts, la parturiente souffrit, dit-elle, beaucoup plus dans le côté gauche que dans tout le reste du ventre. Au moment des contractions utérines, la douleur locale était masquée par les grandes douleurs de l'enfantement. Mais elle conservait dans l'intervalle des contractions un point douloureux à gauche; elle raconte qu'elle y portait spontanément la main et put sentir elle-même sous ses doigts le petit corps mobile que nous avions pressé.

Accouchement le 3 mars, garçon, 3,250 gr. Après l'accouchement, la douleur gauche fut encore ressentie quelque temps et ne disparut qu'après la délivrance.

Quatre heures après l'accouchement, je trouve l'utérus rétracté, le fond au-dessous de l'ombilic. La palpation provoque un peu de douleur sur le corps même de la matrice. Je ne retrouve pas sur les côtés la douleur ovarique provoquée pendant la grossesse.

11 mars. Utérus à 7 centim. au-dessus de la symphyse. La palpation ne provoque pas de douleur latérale. En combinant le toucher vaginal au palper hypogastrique, je développe une douleur au-dessus du cul-de-sac latéral gauche, sans pouvoir distinguer ce qui constitue les parties molles saisies entre le doigt introduit dans le vagin, et celui qui presse sur l'abdomen. La même manœuvre pratiquée à droite n'est pas douloureuse.

Le 17. La femme sort de l'hôpital. Le corps de l'utérus est encore plus volumineux qu'à l'état normal. Le palper ne provoque aucune douleur. Par le toucher vaginal et le palper hypogastrique combinés, on réveille encore dans le cul-de-sac gauche de la douleur, moins vive qu'au précédent examen. Les tissus pressés au-dessus du cul-de-sac droit sont plus souples et non douloureux.

Obs. VI. — Hystéro-épilepsie. O. I. G. A. Douleur ovarique gauche.

Auvray, 17 ans, domestique, multipare, entre à la clinique d'accouchements, le 10 février 1879. Tempérament lymphatique. Bien réglée, n'a jamais souffert du ventre.

Depuis l'âge de 10 ans, attaques d'hystéro-épilepsie. Consistant d'abord en de simples absences, vertiges, ces attaques devinrent par la suite plus fréquentes, s'accompagnèrent de perte complète de connaissance pendant plusieurs minutes, chute, etc. Pendant ses suites de couche, elle eut à l'hôpital (le 23 février) une de ces attaques bien caractérisée.

Dernières règles le 20 mai 1878.

Examen du 11 février. Par la palpation, douleur vive et localisée au côté gauche de l'abdomen, en un point situé à 14 cent. de l'épine iliaque antéro-supérieure, à 15 cent. de l'ombilic, un peu au-dessus d'un plan horizontal qui passerait par l'épine iliaque. Cette douleur n'apparaît que lorsque le doigt presse contre l'utérus un petit corps mobile, ovalaire, du volume d'une amande. Le fœtus est en position occipito iliaque gauche antérieure. Le fond de l'utérus ne présente que peu ou pas d'inclinaison latérale.

Accouchement le 16 février, fille, 3,229 grammes. Pendant le travail, les souffrances, au dire de la patiente, étaient trop vives pour qu'elle remarquât si le côté était le siége d'une douleur particulière. Suites de couches normales.

Obs. VII. — Grossesse gemellaire. Douleur ovarique gauche.

Weber, 22 ans, domestique, primipare, entre à la clinique d'accouchements, le 11 mars 1879. Bonne constitution, n'a eu d'autre maladie que la rougeole étant enfant. Bien réglée depuis l'âge de 13 ans; tous les mois quatre jours. Aucun symptôme d'hystérie.

Dernières règles le 23 juin 1878. Bien portante pendant sa grossesse, sauf quelques vomissements au début. Ventre volumineux. OEdème des parois abdominales et des membres inférieurs.

18 mars. La palpation et l'auscultation font reconnaître la présence de deux fœtus dans la cavité utérine l'un en position occipito iliaque gauche antérieure, la tête engagée dans l'excavation, l'autre ayant le siége en bas au-dessus du niveau du détroit supérieur. Utérus remontant à 45 cent. au-dessus de la symphyse, 29 cent. au-dessus de l'ombilic, 2 cent. au-dessous de l'appendice xyphoïde.

A gauche, point douloureux au palper, qui apparaît quand on presse un petit corps, mobile transversalement, dont le siége est à 12 cent. de l'épine iliaque antéro-supérieure, à 21 cent. de l'ombilic, à 6 cent. au-dessus de la ligne qui va de l'ombilic à l'épine iliaque.

Accouchement le 25 mars. Deux garçons, l'un pèse 2,830 grammes, l'autre 3,024 grammes. Pendant le travail, la femme n'a pas ressenti la douleur ovarique.

Après l'accouchement, le ventre restant volumineux et flasque, M. le professeur Depaul fait appliquer un bandage avec de la ouate. Je ne pratique le palper que le 3 avril; je trouve alors le fond de l'utérus à 19 cent au-dessus de la symphyse et ne provoque pas de douleur latérale. Sortie le 12 avril.

OBS. VIII. — O. I. G. A. Douleur ovarique gauche. Douleur ovarique spontanée? avant et pendant le travail de l'accouchement.

Osberger (Marie), 25 ans, multipare, entre à la clinique d'accouche ments, service de M. le professeur Depaul, le 13 janvier 1879. Elle est d'une bonne santé habituelle, n'a fait aucune maladie, abdominale au autre. Réglée pour la première fois à 18 ans, elle l'est ordinairement deux à trois jours par mois. Elle est d'un tempérament nerveux, irascible. Pleurs et rire faciles. Dernières règles le 24 avril (?) 1878

L'examen à son entrée fait constater une présentation du sommet. On trouve à la palpation le dos à gauche et en avant; la tête s'engageant à travers le détroit supérieur, la saillie frontale dirigée à droite. Au toucher, col ramolli, long encore de plus de 1 cent. Mêmes constatations à des examens faits le 20 janvier et le 11 février, seulement la tête est plus engagée.

Examen du 20 février. Même position du fœtus occipito-iliaque gauche. L'utérus occupe à peu près la ligne médiane. Son fond remonte à 17 cent. au-dessus de l'ombilic, 5 cent. au-dessous de l'appendice xyphoïde. Du côté gauche on développe en un point, par la palpation, une douleur vive (saut de la femme); on trouve à ce même niveau un petit corps ovoïde, dur, accolé à l'utérus. C'est seulement lorsque ce petit corps passe sous le doigt de l'explorateur que la patiente pousse un petit cri. Ce point douloureux siége à 9 cent. de l'épine iliaque, à 17 cent. de l'ombilic, 2 cent. environ au-dessus de la ligne qui s'étend de l'ombilic à l'épine iliaque antéro-supérieure.

La région dorsale du fœtus forme un plan résistant, sur lequel on peut presser la petite tumeur, en apprécier la forme et le volume, qui sont ceux d'une petite olive.

Avant cet examen la femme n'avait jamais ressenti de point douloureux. Maintenant, elle montre elle-même l'endroit sensible bien qu'elle dise que la douleur soit passée. Elle craint beaucoup qu'on y reporte la main.

27 février. La femme se plaint de ressentir pendant la marche une douleur localisée à gauche, dans le même point où nous lui avons fait mal au précédent examen. La même douleur, sans irradiations, se reproduit quand elle se baisse. La douleur ne se montre pas pendant le repos ou les autres mouvements que ceux indiqués. Par la palpation abdominale, on retrouve au même point la même petite tumeur, et sa pression développe une doule vive sans irradiations et tout à fait passagère, comme le 20 février. La situation du fœtus n'a pas changé.

5 mars. Même situation du fœtus. Provocation de la même douleur et perception de la petite tumeur dont la pression provoque un mouvement brusque de la patiente. Pendant l'examen, il survient une contraction inconsciente de l'utérus; pendant cette contraction je puis encore faire rouler sous mon doigt le petit corps mobile, et la douleur provoquée paraît encore plus vive s'il est possible. Tout autre point de l'utérus peut être pressé impunément.

Du côté droit, les doigts enfoncent dans le liquide amniotique. On sent seulement en un point, qui correspond à peu près à la région de l'ovaire, une petite saillie qui fuit sous le doigt sans qu'on puisse apprécier sa forme et son étendue ; à ce moment on ne développe pas de douleur, mais seulement une sensation particulière que la femme appelle un chatouillement.

Accouchement le 14 mars, après quinze heures de travail, d'un garçon de 3,600 grammes. Pendant le travai la patiente dit avoir ressenti constamment au côté gauche, au point sus-indiqué, une douleur particulière qui la faisait souffrir beaucoup et qui, pour elle, était bien distincte de la douleur de l'enfantement partant du bas-ventre. On eût dit, rapporte-t-elle, qu'on m'enfonçait là une pointe ou qu'on m'y donnait des coups de canif. Dans l'intervalle des contractions utérines la douleur hypogastrique disparaissait complétement; la douleur de côté perdait son acuité et son caractère lancinant, mais il restait à l'endroit précis une sensibilité très-marquée.

Dans la journée et la nuit qui suivirent l'accouchement, il y eut des douleurs de ventre intermittentes devant manifestement être rattachées à des tranchées utérines. Rien de particulier dans la région ovarique spontanément. L'état de sensibilité de l'organe utérin lui même m'empêche de pratiquer la palpation.

Le 22 mars, toute espèce de colique ayant disparu depuis trois jours, le ventre étant souple et indolore à la palpation, le fond de l'utérus à 8 centimètres au-dessus de la symphyse, j'explore les parties latérales de la matrice. Je ne retrouve ni la petite tumeur, ni la douleur provoquée pendant la grossesse.

La femme commence à se lever le 28 mars et sort bien portante le 31, n'ayant aucune douleur de ventre.

Obs. IX. — O. I. G. A. Douleur ovarique gauche.

Marie Alzina, 27 ans, multipare, entre, le 3 mars 1879, à la clinique d'accouchements. Elle est d'une bonne constitution, n'a eu d'autre maladie que la petite vérole pendant la guerre de 1870-1871. Dernières règles le 28 mai 1878. Pertes blanches dans le cours de cette grossesse, vomissements répétés en septembre et novembre; varices du membre inférieur gauche.

3 mars. La palpation et le toucher font reconnaître une présentation du sommet, la tête plongeant dans l'excavation. Le dos est dirigé en avant et à gauche. Le corps de l'utérus, incliné à droite, remonte jusqu'à 17 cent. au-dessus de l'ombilic, 7 cent. au-dessous de l'appendice xyphoïde.

Du côté gauche de l'abdomen, douleur provoquée en un point, en explorant le globe utérin. Au moment où la patiente accuse cette douleur, l'explorateur (et la femme a la même sensation) sent glisser sous ses doigts un corps ovalaire du volume d'une petite olive, qu'on peut presser contre l'utérus résistant à ce niveau (dos du fœtus). Ce point douloureux est à 9 cent. de l'épine iliaque antéro-supérieure, à 17 cent. de l'ombilic, 5 cent. et demi au-dessus et en arrière du ligament rond du même côté. La douleur disparaît après la pression du petit corps fuyant. Elle ne revient pas spontanément.

A droite, on sent le ligament rond qu'on peut faire glisser, à sa partie inférieure, au-dessus de la région frontale du fœtus, sans provoquer de douleur. En arrière de ce ligament, toutes les parties sont dépressibles, on ne distingue pas l'ovaire et on ne provoque pas de douleur.

Accouchement le 8 mars, garçon, 3,192 grammes. La douleur ovarique n'a pas été remarquée pendant le travail.

9 mars. Utérus incliné à gauche, 17 cent. au-dessus de la symphyse on ne distingue pas de petite tumeur latéralement et on ne provoque pas de douleur. Nouvel examen négatif le 13 mars alors que l'utérus est encore à 14 cent. au-dessus du bord supérieur de la symphyse.

La femme sort de l'hôpital le 20 mars, douze jours après son accouchement. Elle ne souffre aucunement du ventre. Le fond de l'utérus est à peu près au niveau du bord supérieur de la symphyse; cet organe n'est pas douloureux à la pression. Sur ses côtés je ne puis réveiller la douleur ovarique. Par le palper abdominal et le toucher vaginal combinés, on ne sent ni l'ovaire droit, ni l'ovaire gauche, et cette manœuvre ne provoque pas de douleur.

Obs. X. — O. I. G. A. Douleur ovarique gauche.

Drouet (Eugénie), 21 ans, entrée à la clinique de M. Depaul au mois de février 1879, pour accoucher. Dernières règles du 7 au 8 mai 1878.

27 février. Par la palpation on constate : occipito-iliaque gauche antérieure, dos en avant et à gauche, tête engagée ; le front seul restant accessible par le palper, au-dessus du pubis, est dirigé à droite.

Du côté gauche, on peut sentir sur la partie latérale de l'utérus une sorte de corde dirigée un peu obliquement de haut en bas et de dedans en dehors, pouvant être suivie jusque près de la région inguinale ; le passage du doigt sur cette saillie ne provoque pas de douleur notable. Mais à quelques centimètres en arrière et au-dessus, on provoque une douleur vive.

En même temps que la femme accuse cette douleur, on sent glisser sous le doigt un petit corps ovalaire de la grosseur d'une petite amande, mobile transversalement. On peut provoquer à plusieurs reprises cette douleur en répétant la même manœuvre. La femme n'éprouve aucune douleur spontanément.

Pendant le travail de l'accouchement, le 4 mars, la femme se plaint beaucoup de douleurs de reins et de ventre ; mais le point ovarique n'attire pas l'attention. Quand on demande à la parturiente si elle éprouve quelque sensation particulière là où nous l'avons fait souffrir à l'examen du 27 février : « Non, répond-elle, auparavant je n'avais pas mal au ventre comme dans ce moment ; c'est vous qui me faisiez mal au côté. »

Accouchement le 4 mars, garçon 3,090 grammes. Suites de couches normales. Sortie le 19 mars.

Obs. XI. — O. I. G. A. Douleur ovarique gauche.

Léa Gaubert, domestique, 22 ans, primipare. D'une bonne constitution. Elle n'a fait aucune maladie. Toujours bien réglée. Pas de symptômes d'hystérie. Dernières règles le 6 juin.

5 mars. Utérus incliné à droite, remontant à 12 centimètres et demi au dessus de l'ombilic, 33 cent. au-dessus de la symphyse. Présentation du sommet, dos en avant et à gauche, tête engagée dans l'excavation.

On sent de chaque côté de l'utérus la saillie formée par le ligament rond. Du côté gauche, en arrière et au-dessus de cette saillie, on trouve une petite tumeur, très-douloureuse à la pression, siégeant à 9 cent. de l'épine iliaque antérieure et supérieure, à 18 centimètres et demi de l'ombilic. Du côté droit, on trouve un point douloureux à la pression en arrière du ligament rond, mais on ne distingue pas de petite tumeur.

Cette douleur de côté n'avait jamais été ressentie à quelque moment que ce fût, et n'est pas remarquée pendant les douleurs du travail.

Accouchement le 7 mars, fille, 2,170 grammes.

8 mars. Utérus remontant au niveau de l'ombilic, 14 cent. et demi au-dessus de la symphyse. Par la palpation on ne retrouve plus le ligament rond ni le point douloureux. Les parois abdominales sont épaisses, et on n'arrive sur le globe utérin, qui est très-dur, et sur ses parties latérales, qu'à travers une couche de parties molles assez considérable.

Son séjour à l'hôpital est prolongé à cause d'une déchirure du vagin. Elle part le 1ᵉʳ avril.

OBS. XII. — O. I. G. A. Douleur ovarique gauche.

Bailleux, 23 ans, multipare, entrée le 20 février 1879. Constitution scrofuleuse, cicatrices d'abcès froids, n'a eu aucune affection abdominale. Dernières règles le 14 mai 1878.

27 février. O. I. G. A. On reconnaît par la palpation le ligament rond gauche. A 4 centimètres en arrière de lui on presse une petite tumeur, douloureuse, qui se trouve sur le trajet d'une ligne qui va de l'épine iliaque antérieure et supérieure à l'ombilic, à 9 cent. de l'épine iliaque, à 14 cent. de l'ombilic. Pas de douleur spontanément.

Pendant le travail, douleurs caractéristiques de la contraction utérine, partant de la région sus-pubienne ; rien de particulier au point ovarique.

Accouchement le 8 mars. Garçon, 3,320 gr.

9 mars. Ventre indolore ; utérus dur, non douloureux à la palpation, remontant à 14 cent. au-dessus de la symphyse, un peu incliné à droite. On sent le ligament rond droit près de son insertion utérine ; un peu en arrière de lui, point douloureux à la pression seulement, siégeant à 8 cent. de l'épine iliaque antéro-supérieure, à 12 cent. de l'ombilic, à 5 cent. au-dessous d'une ligne allant de l'épine iliaque à l'ombilic. Mais on n'arrive pas à sentir à ce niveau de petit corps mobile. Du côté gauche on ne distingue ni le ligament rond ni l'ovaire. Pas de point douloureux.

Le 13. On peut encore arriver sur la saillie du ligament rond droit, l'utérus remontant à 9 cent. au-dessus de la symphyse ; mais on ne trouve de douleur à la pression ni d'un côté ni de l'autre.

Sortie de l'hôpital le 20 mars.

OBS. XIII. — O. I. G. A. Douleur ovarique gauche.

Saget, 17 ans, mécanicienne, primipare, entre à la clinique d'accouchements en mars 1879. Anémique, pertes blanches plus abondantes pendant toute la grossesse.

13 mars. Utérus non incliné, fond à 35 cent. au-dessus de la symphyse, 15 cent. au-dessus de l'ombilic. Présentation du sommet, O. I. G. A.

Du côté gauche, douleur à la pression en un point qui est à 6 cent. de l'épine iliaque antéro-supérieure, à 19 cent. de l'ombilic, à 5 cent. en arrière du ligament rond. On ne distingue pas la tumeur ovarique qui en est probablement le point de départ. Mais la difficulté de l'atteindre s'explique par la résistance des parois abdominales, et par sa situation profonde. Il faut en effet aller plus en arrière que d'ordinaire pour provoquer cette douleur caractéristique ; ceci peut très-bien s'expliquer par l'absence d'inclinaison et de rotation de l'utérus.

Accouchement le 14 mars, garçon, 2,780 gr. Rien de particulier à noter dans la région ovarique pendant le travail.

Le 16. Ventre indolore, utérus sur la ligne médiane, le fond est à 12 cent. au-dessus de la symphyse. On ne provoque pas de douleur par la palpation, ni sur le corps de l'utérus, ni sur les parties latérales.

Survint ensuite de l'inflammation des ligaments larges dont les douleurs spontanées ou exagérées à la moindre pression n'avaient, de l'avis de la malade, aucune analogie avec la douleur ovarique.

OBS. XIV. — O. I. G. A. Douleur ovarique gauche.

Marie Frovot, 29 ans, primipare, entre à la clinique d'accouchements, service de M. le professeur Depaul, au commencement de janvier 1879. Bien portante habituellement, elle n'a fait aucune maladie. Dernières règles le 1er avril 1878.

A plusieurs examens successifs, les 13 et 20 janvier, 5 et 11 février, on constate la présentation du sommet en position O. I. G. A. — En explorant attentivement les faces latérales de l'utérus à l'examen du 20 février, on sent du côté gauche la saillie du ligament rond. Derrière ce ligament, sur une ligne qui va de l'épine iliaque antérieure et supérieure à l'ombilic, à 20 cent. de l'ombilic, 9 cent. et demi de l'épine iliaque, on presse une petite tumeur, mobile transversalement, dure, qui a la forme et les dimensions de l'ovaire. Cette douleur, qui n'a duré que l'instant de la pression du petit corps appuyé contre l'utérus résistant, ne s'est pas reproduite spontanément.

Accouchement le 23 février. Suites de couches normales. Sortie le 8 mars.

### Obs. XV. — O. I. G. A. Douleur ovarique gauche.

Emma Neveu, 18 ans, primipare, entre en janvier 1879 à la clinique pour accoucher. Dernières règles le 20 mars 1878. Divers examens successifs, avant le 5 février, permettent de faire par la palpation le diagnostic O. I. G. A., sans que l'exploration provoque de douleurs.

5 février. Par le palper, pratiqué avec intention, on peut arriver du côté gauche sur un petit corps ovoïde, allongé, très-mobile, dont la pression contre l'utérus détermine chez la femme une douleur très-marquée. Il siége à 10 cent. de l'épine iliaque antéro-supérieure, à 15 cent. de l'ombilic, sur le même plan horizontal que ce dernier. La sensibilité existe uniquement dans ce point, les parties voisines sont absolument indolores à la pression. Ce petit corps rond, libre à son extrémité externe, se continue à sa partie interne avec une espèce de petit cordon (ligament de l'ovaire ?) moins sensible à la pression, lequel paraît attaché à l'utérus.

11 février. Même position O. I. G. A. Dos à gauche, transversalement. On arrive facilement à provoquer la douleur caractéristique et à sentir la petite tumeur aux mêmes distances signalées dans le dernier examen.

Accouchement le 15 février. Suites de couches normales. Sortie le 5 mars.

### Obs. XVI. — O. I. G. A. Douleur ovarique gauche.

Bricart (Marie), multipare. Dernières règles le 20 février 1878.

Examen du 6 décembre 1878. Le toucher, l'auscultation et le palper font reconnaître une présentation du sommet, O. I. G. A. — Par la palpation, on provoque sur le bord latéral gauche de l'utérus une douleur vive, localisée, à peu près sur le trajet, et à égale distance des points extrêmes, d'une ligne qui va de l'épine iliaque à l'ombilic ; on sent au même endroit un petit corps mobile, et ce n'est que lorsqu'on le presse contre l'utérus que la femme pousse un cri.

Accouchement le 11 décembre 1878, fille, 3,610 gr. Suites de couches normales. Sortie le 20 décembre.

DEUXIÈME GROUPE.

OBS. XVII. — O. I. D. P. Douleur ovarique droite.

Clément, couturière, 19 ans, primipare, entre à la clinique d'accouchements le 10 mars 1879. Pas d'antécédents morbides. Tempérament
nerveux, mais n'a jamais eu d'attaque d'hystérie.

Dernières règles le 10 juin 1878. Bien portante pendant sa grossesse. Il est seulement apparu quelques varices aux membres inférieurs ; il n'y en a pas aux grandes lèvres.

Examen du 29 mars. O. I. D. P., tête plongeant déjà dans l'excavation. Dos à droite.

Fond de l'utérus à 29 cent. au-dessus de la symphyse, 10 cent. au-
dessus de l'ombilic, 8 cent. au-dessous de l'appendice xyphoïde. Pas
d'inclinaison.

A la palpation on distingue facilement la saillie formé par le ligament rond droit. Il a le volume d'une grosse plume d'oie, est un peu
sensible à la pression ; il a une direction verticale. Le point où il
semble se confondre avec la paroi utérine est sur le trajet d'une horizontale partant de l'ombilic. Le ligament rond du côté gauche est
également senti, et comme pour le précédent, il faut aller assez en
arrière (plus que d'ordinaire, il semblerait donc qu'il n'y a pas ici de
torsion de la matrice) pour le trouver. Il a la même direction verticale. Il paraît beaucoup moins volumineux que celui de droite.

Du côté droit, à 7 cent. au-dessus et en arrière du ligament rond
(qui m'a servi de point de repère pour l'exploration), la pression provoque une douleur vive en un point qui correspond à une petite tumeur mobile, ovalaire, à grand axe oblique de dedans en dehors. Ce
point douloureux siége sur le même plan horizontal que l'ombilic,
à 8 cent. de l'épine iliaque antéro-supérieure, à 19 cent. de l'ombilic.
Du côté gauche la pression en arrière du ligament rond ne provoque
pas de douleur (absence de plan résistant).

Examen du 4 avril, pendant le travail. Membranes rompues. Dila-
ation complète. La tête presse sur le périnée et commence déjà à
apparaître à la vulve. La position est la même qu'au dernier examen
O. I. D. La rotation de la tête est en partie effectuée. Notons en passant que la parturiente ne confond nullement les douleurs du travail, comme caractère, avec celle provoquée à l'examen du 29 mars.

Fond de l'utérus à 26 cent. au-dessus de la symphyse.

Dans l'intervalle de deux contractions, je sens facilement de chaque côté les saillies formées par les ligaments ronds et je fais rouler
sous mon doigt l'ovaire droit. La femme en ce moment pousse un
cri « aïe » et dit que c'est la même douleur que celle provoquée le

29 mars. Le siége de cette douleur et de cette petite tumeur est un peu plus bas qu'au dernier examen, *au-dessous* de l'horizontale partant de l'ombilic, presque directement sur la ligne qui va de l'ombilic à l'épine iliaque, à 16 cent. de l'ombilic, 4 cent. et demi de l'épine iliaque. La petite tumeur a donc suivi le léger abaissement (3 cent.) de l'utérus. — Du côté gauche, en arrière du ligament, aujourd'hui comme l'autre jour, ni tumeur ni douleur à la palpation.

Pendant les douleurs de l'enfantement, l'exploration est rendue impossible par la contraction des parois abdominales.

5 avril. Le lendemain de l'accouchement, l'utérus est à 4 cent. au-dessus de la symphyse, un travers de doigt au-dessous de l'ombilic, indolore à la palpation. On retrouve de chaque côté les saillies ligamenteuses. Du côté droit, en arrière du ligament rond, on trouve une petite inégalité, sans forme appréciable, dont la pression provoque une douleur localisée. La nouvelle accouchée reconnaît cette douleur pour être la même que celle que nous avons déjà provoquée pendant la grossesse et l'accouchement ; cette douleur disparaît en même temps que la pression de ce point particulier qui est *au-dessous* de la ligne qui va de l'épine iliaque à l'ombilic. Du côté gauche la pression dans un point correspondant provoque aussi de la douleur, moindre que celle de droite.

Le 7. On ne provoque plus, comme avant-hier, la douleur de côté. L'utérus est à 12 cent. et demi au-dessus de la symphyse.

Le 17. Sortie de l'hôpital. Le fond de l'utérus dépasse à peine de quelques millimètres le bord supérieur de la symphyse.

Obs. XVIII. — O. I. D. P. Douleur ovarique droite.

Perron (Cl.), 23 ans, primipare, entre à la clinique d'accouchements le 13 mars 1879. Forte constitution, pas d'antécédents morbides. Toujours bien réglée depuis l'âge de 16 ans, deux à trois jours chaque mois, Dernières règles le 15 mai 1878.

Au moment de son entrée, cette femme est en travail depuis plusieurs heures. On constate par le toucher une présentation du sommet, en O. I. D. P., et une dilatation de l'orifice utérin de 4 à 5 cent. La palpation et l'auscultation confirment le diagnostic. Le dos est situé à droite et encore en arrière.

Utérus incliné à droite, remontant à 30 centimètres au-dessus de la symphyse, 11 cent. au-dessus de l'ombilic. En explorant la région latérale droite dans l'intervalle des contractions qui sont peu rapprochées, les doigts rencontrent un petit corps mobile, ovoïde, du volume d'une petite amande dont la pression est très-douloureuse. Il siège à 9 cent. de l'épine iliaque antéro-supérieure, à 16 cent. de l'ombilic, sur le même plan horizontal que l'ombilic, et à 5 cent. et demi au-dessus de la ligne qui s'étend de l'épine iliaque à l'ombilic.

A 6 cent. au-dessous et en avant de ce petit corps douloureux, on sent une corde saillante, se dirigeant obliquement en bas et un peu en dehors. Cette corde, du volume d'une plume de corbeau accolée à l'utérus, est évidemment le ligament rond dont la pression provoque une douleur beaucoup moindre que celle de la petite tumeur mobile sus-indiquée.

Du côté gauche, toute la région peut être pressée sans qu'on provoque de douleur. Un moment je sentis rouler entre mes doigts et la paroi utérine une sorte de cordon mobile dont la pression ne fut pas douloureuse. Je me demandai alors si ce cordon dont j'avais mal apprécié l'étendue et la direction, était l'ovaire gauche insensible. J'explorai de nouveau avec soin sans pouvoir le retrouver. Ce n'était donc pas une tumeur annexée et inséparable de l'utérus. La percussion me fit découvrir la présence, à ce niveau, d'anses intestinales vides. Il est probable qu'en ramenant mes doigts de la partie externe du flanc vers le globe utérin, j'avais appliqué contre celui-ci une de ces anses intestinales.

Accouchement le 13 mars, garçon, 3,030 gr.

14 mars. Sensibilité de tout l'hypogastre à une palpation légère. Je m'abstiens de toute exploration.

Le 16. Utérus très-incliné à droite, indolore à la palpation. Fond 12 cent. au-dessus de la symphyse. On sent encore à droite la saillie du ligament rond. La pression en arrière de lui ne développe pas de douleur.

Le 22. Sortie de l'hôpital. Utérus derrière la symphyse. Pas de douleur.

OBS. XIX. — O. I. D. P. Douleur ovarique droite.

Champion, 22 ans, primipare, entre à la Clinique, le 5 février 1879. Bonne constitution. Pas d'hystérie. Bien réglée, depuis l'âge de 18 ans. Premier et unique rapport sexuel le 16 mai 1878.

Un premier examen, le jour de son entrée, fait constater une présentation du sommet, en O. I. D. P., la tête engagée dans l'excavation.

20 février. même position O. I. D. P. Le palper étant pratiqué avec attention, on distingue le ligament rond droit qui forme une corde accolée à l'utérus; et à quelques centimètres en arrière de ce ligament en se rapprochant de l'épine iliaque, on trouve un point douloureux à la pression; le point de départ de cette douleur est situé profondément; la résistance des parois abdominales empêche d'aller

assez loin en arrière pour sentir l'ovaire dont la compression est très-probablement la cause de la douleur.

Accouchement le 26 février, garçon, 3,240 grammes. Rien de particulier au point ovarique pendant le travail.

3 mars. Fond de l'utérus à trois travers de doigts au-dessous de l'ombilic. Corps de l'organe indolore à la palpation. Le ligament rond est encore reconnu à travers les parois de l'abdomen. En arrière de ce ligament, à 6 cent. de l'épine iliaque, à 10 centimètres et demi de l'ombilic, sur la ligne qui réunit ces deux points de repère, douleur localisée à la pression. Elle est comparée par la femme à celle qui a été provoquée à l'examen du 20 février. Du côté gauche on ne peut sentir le ligament rond, mais on trouve un point douloureux à 8 cent. de l'épine iliaque, 10 cent. de l'ombilic, également sur une ligne qui réunit ces deux points. La douleur provoquée de chaque côté est absolument de même nature pour la patiente.

La malade a spontanément quelques douleurs lancinantes dans le bas-ventre, mais ces douleurs n'ont rien d'analogue avec celle qui a été provoquée par la pression.

7 mars. Fond de l'utérus à 7 cent. au-dessus de la symphyse; les ligaments ronds ne peuvent plus être reconnus par la palpation. Pas de douleur provoquée, ni d'un côté ni de l'autre. Sortie le 21 mars.

### TROISIÈME GROUPE.

Obs. XX. — O. I. G. A. Douleur ovarique gauche dont la perception est favorisée par une contraction utérine. Changement de position. O. I. D. P. Plus de douleur gauche, mais douleur ovarique droite.

Lefrançois, 20 ans, multipare, entre à la Clinique d'accouchements le 30 janvier 1879. Anémique, a eu de la gastralgie et des douleurs névralgiques diverses.

A l'examen du 4 février on fait, par la palpation, le diagnostic O. I. G. A. sans rien noter de particulier. Utérus incliné à droite.

10 février. Pendant l'examen survient une contraction utérine indolore. Sur le côté gauche on sent alors très-nettement deux choses: 1° une saillie en forme de corde partant de la partie moyenne de l'utérus et qui peut être suivie jusque vers la branche horizontale du pubis. En pressant sur cette corde, on ne provoque qu'une sensibilité légère; 2° au-dessus et en arrière de ce ligament, on fait rouler sous la pulpe des doigts un petit corps ovalaire qui lui, au contraire est très-douloureux. La douleur est localisée, sans irradiations, ne dure que le temps de la pression de ce petit corps. Le siége s'en trouve sur le trajet d'une ligne qui va de l'épine iliaque à l'ombilic, à 10 cent. de l'épine iliaque, 15 cent. de l'ombilic.

La contraction étant passée, on n'arrive qu'avec difficulté à retrouver le point douloureux. Si le siége exact n'avait été déterminé pendant la contraction, on ne l'eût sans doute pas remarquée.

Spontanément la femme dit n'avoir jamais éprouvé cette douleur ; cependant elle ne peut rester sur le côté gauche sans éprouver une douleur analogue.

20 février. La position du fœtus a changé depuis le dernier examen ; il est actuellement en O. I. D.

Du côté gauche, les parois abdominale et utérine sont mollasses, se laissent déprimer, et on n'y peut retrouver le corps mobile ovalaire, ni le point douloureux.

Du côté droit, au contraire, on trouve la résistance de la région dorso-latérale du fœtus. On sent aujourd'hui facilement le ligament rond droit non douloureux. En pressant alors à quelques centimètres en arrière, 4 à 6 environ, on provoque une douleur très-vive. La profondeur empêche d'en préciser le point de départ.

Accouchement le 5 mars, fille, 3,450 grammes. Rien de particulier aux régions ovariques pendant le travail.

6 mars. Fond de l'utérus à la hauteur de l'ombilic. Il y a eu quelques tranchées dans la nuit ; elles sont complétement calmées ce matin. Corps de la matrice indolore à la palpation. Sur le côté gauche on retrouve la saillie du ligament rond. En arrière de lui la douleur ovarique est réveillée, moins vive que pendant la grossesse ; mais l'ovaire confondu au milieu des parties molles ne saurait être reconnu. A droite, je ne retrouve pas le ligament rond ni la douleur ovarique.

13 mars. Utérus à 5 cent. au-dessus de la symphyse. Aucune douleur latérale.

Obs. XXI. — O. I. G. A. Douleur ovarique gauche. Changement de position, O. I. G. P.; on ne retrouve plus la douleur et on ne perçoit plus la petite tumeur.

Ratouis, 26 ans, cuisinière, primipare, entre en février 1879 à la Clinique d'accouchements. Toujours bien réglée depuis l'âge de 16 ans et demi, trois ou quatre jours chaque mois. Forte constitution, toujours bien portante. Pas de symptômes d'hystérie. Dernières règles le 10 mai (?).

Examen du 18 mars. Présentation du sommet ; tête engagée dans l'excavation, front dirigé à droite. Dos à gauche, situé transversalement. Fond de l'utérus à 33 cent. au-dessus de la symphyse, 13 cent. au dessus de l'ombilic, 9 cent. au-dessous de l'appendice xyphoïde. La palpation provoque du côté gauche une douleur très-localisée, apparaissant en même temps que passe sous le doigt un petit corps du volume d'une amande, mobile transversalement. La douleur disparaît dès que cesse la pression de cette petite tumeur. Pas d'irradiation de la douleur. Le siége est à 17 cent. et demi de l'ombilic, 7 cent. et demi de l'épine iliaque antérieure et supérieure. Pas de douleurs spontanément, ni avant ni après l'examen.

24 mars. Le diagnostic est beaucoup plus délicat qu'au dernier examen. La tête est toujours engagée dans l'excavation, et le front du côté droit, mais on est frappé par la saillie plus grande que forme le front et sa situation plus antérieure, plus superficielle. On ne retrouve plus à gauche la résistance que donnait la région dorsale du fœtus, on sent des petits membres des deux côtés de l'abdomen et en avant. Les battements du cœur s'entendent à peu près également des deux côtés et en arrière ; le maximum paraît être sur la ligne médiane à plusieurs centimètres au-dessus du pubis. MM. Budin et Champetier de Ribes reconnaissent qu'on est en présence d'une O. I. G. P. On arrive en effet à sentir la résistance dorsale du côté gauche et en arrière, en faisant incliner la femme sur le côté pour enfoncer profondément la pulpe des doigts dans le flanc. On ne provoque pas aujourd'hui, malgré un examen minutieux, la douleur particulière signalée au dernier examen alors que le fœtus était en O. I. G. A., et on ne perçoit pas la petite tumeur.

Accouchement le 22 mars en O. I. G. A. M. Budin qui fit un examen pendant le travail avait reconnu que le fœtus était revenu en première position. Pendant le travail les douleurs sont dans les reins, la patiente souffre peu du ventre et ne ressent pas la douleur de côté provoquée le 18 mars.

26 mars. Utérus incliné à droite, indolore. Fond à trois travers de doigts au-dessus de l'ombilic, 24 cent. au-dessus de la symphyse. L'exploration des parties latérales ne fait distinguer aucune tumeur, et on ne provoque de douleur en aucun point. Il faut remarquer que les parois abdominales sont très-épaisses (couche adipeuse énorme, cuisinière). Le 28 mars et le 2 avril je recherche encore la douleur sans la trouver. Sortie le 10 avril.

Obs. XXII. — O. I. G. A. Douleur ovarique gauche. Changement de position, O. I. D. P.; la douleur provoquée est beaucoup moins vive.

Faucher, femme Pavilliers, 24 ans, multipare, entre à la Clinique d'accouchements vers le milieu de février 1879.

Examen du 19 février. Quelques varices des membres inférieurs. Présentation du sommet en O. I. G. A., la tête étant déjà assez profondément engagée dans l'excavation. Le col utérin a 1 cent. de longueur, son orifice est béant.

Il existe, à la pression et jamais spontanément, une douleur qui siége du côté gauche de l'abdomen, à 12 cent. de l'épine iliaque antéro-supérieure, à 16 cent. de l'ombilic. Un petit corps ovalaire passe sous les doigts au moment où apparaît la douleur. Ce petit corps est mobile. La paroi utérine doublée à ce niveau de la région dorsale du fœtus forme au-dessous de lui un plan résistant. La sensibilité n'existe que dans ce point, pas au niveau des parties voisines.

A 6 cent. en avant de ce petit corps ovalaire, on sent une saillie longitudinale en forme de corde, partant de la partie latérale de l'utérus et descendant vers le pubis, saillie formée par le ligament rond hypertrophié ; la pression ne provoque pas de douleur.

5 mars. Le fœtus, depuis le dernier examen, a changé de position. Il est actuellement à O. I. D. Tête en partie engagée. On recherche en vain du côté gauche la résistance du dos, mais on sent des petites extrémités fœtales en haut du même côté. On retrouve très-facilement à gauche la corde formée par le ligament rond ; au contraire ce n'est qu'en explorant avec le plus grand soin au lieu d'élection, en se servant du ligament rond comme point de repère, qu'on arrive à retrouver la douleur ovarique ; on apprécie moins facilement le volume et la forme du petit corps qui en est le siége. La douleur provoquée est moins vive et comparée à un vif picotement ; les distances sont les mêmes, 12 cent. de l'épine iliaque, 17 cent. de l'ombilic, 1 à 2 cent. au dessus de la ligne qui va de l'ombilic à l'épine iliaque. A droite, pas de douleur provoquée.

Quelques jours avant son accouchement cette femme se plaint de souffrir pendant la marche du fondement et du bas-ventre, mais elle distingue bien ces souffrances spontanées de la douleur ovarique développée par nous. Ni avant nos examens, ni après, ni pendant le travail, elle n'a éprouvé cette douleur locale.

Accouchement le 21 mars, fille, 3,480 grammes. Pendant les jours qui suivent, tranchées utérines, sensibilité de tout le bas-ventre ; je ne pratique pas la palpation.

26 mars. Les tranchées ont cessé depuis avant-hier. Ventre indolore spontanément. Fond de l'utérus à 10 cent. au-dessus de la symphyse, corps de l'organe encore un peu sensible à la palpation. Sur la partie latérale droite, point douloureux à la pression, très-localisé, à 6 cent. de l'épine iliaque, à 14 cent. de l'ombilic, 4 cent. au-dessous de la ligne de jonction de l'ombilic à l'épine. On ne peut distinguer le siége anatomique de cette douleur ; on ne reconnaît pas au milieu des parties molles la petite tumeur signalée plus haut. La même douleur est encore réveillée à la pression les 28 et 31 mars. La palpation est indolore dans le reste du bas-ventre. La nouvelle accouchée va d'ailleurs aussi bien que possible, n'a aucune douleur

Chaignot.                                                                      7

spontanément à la région hypogastrique. Elle quitte l'hôpital bien portante le 7 avril.

QUATRIÈME GROUPE.

OBS. XXIII. — O. I. D. P. Douleur ovarique gauche provoquée seulement pendant la contraction indolore de l'utérus.

Serres (Léonie), 22 ans, multipare, entre à la clinique d'accouchements le 6 mars 1879. Bonne constitution. Aucun antécédent morbide. Habituellement bien réglée. Aucun symptôme d'hystérie. Dernières règles du 10 au 15 juin 1878.

Plusieurs examens successifs font reconnaître par la palpation, l'auscultation et le toucher une présentation du sommet, position O. I. D. P. La tête est au niveau du détroit supérieur, conservant encore une certaine mobilité. Les battements du cœur s'entendent à droite et en arrière. Par la palpation on a de la difficulté à trouver, à droite et en arrière, un plan résistant, irrégulier (probablement la région latérale gauche du fœtus). Dans toutes les autres parties, les parois utérines sont molles et dépressibles, les doigts enfoncent dans le liquide amniotique. Pendant ces divers examens, nous n'avons pu assister à une contraction utérine et nous avons vainement recherché la douleur ovarique.

Pendant la visite du professeur Depaul, le 11 mars, un de nos amis, en palpant cette femme pour établir le diagnostic, provoque du côté gauche une douleur subite et passagère et nous le fait remarquer en nous disant : « Voilà sans doute la douleur ovarique signalée par M. Budin. » Nous en sommes étonné, n'ayant pu arriver à ce résultat, malgré des essais réitérés. Posant alors nous-même la main sur le ventre de la femme, nous trouvons le globe utérin dur (contraction indolore), et nous pouvons aussi reproduire la douleur, au moment même où nous sentons passer sous nos doigts (et la patiente se rend compte de cette sensation) un tout petit corps accolé à la partie latérale gauche de l'utérus. Ce corps nous paraît, dans le cas particulier, bien petit et peu mobile. L'utérus est incliné à droite. Hauteur : 32 cent. au-dessus de la symphyse.

La contraction passée, on ne peut ni retrouver la petite tumeur, ni provoquer la douleur, bien qu'on exerce des pressions plus fortes dans toute la région.

On sent des deux côtés les ligaments ronds dont les saillies sont peu volumineuses et qui sont indolores à la palpation.

Examen du 16 mars. O. I. D. P. *Pendant une contraction*, je puis encore presser la petite tumeur ovarique gauche et provoquer la douleur. Cette contraction passe vite, et je n'ai pas le temps de prendre des mensurations pour déterminer le siége exact. J'attends en vain une nouvelle contraction. Mais cette douleur a été provoquée à quelques centimètres en arrière du ligament rond gauche dont le point de jonction avec l'utérus se trouve à 14 cent. de l'ombilic, 16 cent. de l'épine iliaque antéro-supérieure.

1er avril. Même position O. I. D. Examen négatif au point de vue de la douleur ovarique.

Accouchement le 4 avril, fille, 3,270 gr.

Suites de couches normales, sortie le 18 avril.

OBS. XXIV. — O. I. D. P. Douleur ovarique gauche pendant une contraction indolore. Douleur ovarique après l'accouchement.

Prat, 22 ans, primipare, entrée le 3 février 1879. N'a fait aucune maladie. Toujours bien réglée depuis l'âge de 15 ans. Non hystérique. — Dernières règles le 7 mai 1878.

A plusieurs examens, les 4, 11, 20 février, on constate par le toucher, l'auscultation et le palper, une présentation du sommet. La palpation n'a pas fait souffrir la femme.

A l'examen du 27 février, en pratiquant une palpation soigneuse, une contraction utérine survenant, on peut sentir à 4 cent. en arrière du ligament rond gauche une petite tumeur ovalaire très-douloureuse à la pression. La contraction cessant, ce même point est encore sensible à la pression, mais non plus aussi douloureux, et on ne peut plus percevoir de tumeur.

Le fœtus est en position O. I. D.

Du côté droit, on sent très-facilement le ligament rond qui est légèrement douloureux quand on le presse. En arrière de lui, je n'arrive pas à sentir de tumeur ni à provoquer de douleur analogue à celle du côté gauche.

Aucune douleur spontanée à quelque moment que ce soit.

Accouchement le 6 mars, fille, 3,530 gr. Pas de douleur particulière au point ovarique pendant le travail.

Examen le 6 mars au soir, dix heures après l'accouchement. — Corps de l'utérus indolore à la palpation, qui réveille, sur la partie latérale gauche, une douleur localisée. Même sensation éprouvée par la femme, douleur à mêmes caractères que celle provoquée le 27 février. Elle siége maintenant à 6 cent. et demi de l'épine iliaque, à 10 cent. et demi de l'ombilic, au-dessous de la ligne qui réunit ces deux points. La tumeur ovarique confondue au milieu des parties molles ne peut être distinguée.

11 mars. Fond de l'utérus à 13 cent. au-dessus de la symphyse; on trouve encore un point douloureux, à 6 cent. au-dessous de la ligne qui va de l'épine iliaque à l'ombilic. On peut sentir à ce niveau une

légère saillie dont la forme ne saurait être appréciée. La femme affirme que c'est absolument la même douleur que celle provoquée avant l'accouchement. Il n'y a d'ailleurs aucune douleur spontanément.

Le 13. L'utérus a beaucoup diminué depuis avant-hier. Le fond est à 8 cent. au-dessus de la symphyse. On ne retrouve plus la douleur localisée provoquée encore avant-hier du côté gauche.

Par le toucher vaginal combiné avec le palper abdominal, on arrive facilement par le cul-de-sac latéral droit à saisir entre le doigt qui est dans le vagin et la main qui presse sur l'hypogastre une petite tumeur ovalaire, du volume d'une amande, située sur la partie latérale de l'utérus (ovaire droit). Ce petit corps est douloureux à la pression. La douleur est sans irradiation et cesse en même temps que la pression. Elle est comparée par la nouvelle accouchée à celle qu'on provoquait du côté gauche par la palpation abdominale avant l'accouchement.

Sortie de l'hôpital le 19 mars. Utérus presque du volume normal. aucune douleur de ventre.

Obs. XXV. — O. I. D. P. Douleur ovarique gauche provoquée pendant une contraction indolore.

Henricot, femme Labussière, 21 ans, multipare, entre à la clinique d'accouchements le 2 mars 1879 ; très-irascible, pleure et rit facilement et sans cause. Pas d'attaques de nerfs. Date des dernières règles inconnue.

4 mars. Utérus remontant à 33 cent. au-dessus de la symphyse, 11 cent. au-dessus de l'ombilic, à 10 cent. au-dessous de l'appendice xyphoïde. O. I. D. P. Dos à droite et en arrière, petits membres à gauche et en avant.

Pendant l'examen survient une contraction indolore de l'utérus ; on sent alors du côté gauche une une petite tumeur ovalaire très-mobile, dont la pression contre la matrice provoque une douleur vive. Le siége est à 6 cent. de l'épine iliaque antéro-supérieure, à 17 cent. de l'ombilic, 2 à 3 cent. au-dessus de la ligne qui va de l'ombilic à l'épine iliaque, 5 centimètres en arrière de la saillie que forme le ligament rond.

La contraction passée, on ne retrouve plus l'ovaire gauche, et on ne provoque de douleur pas plus à gauche qu'à droite.

Spontanément, pendant les contractions qui sont assez fréquentes, la femme ne ressent de douleur en aucun point du ventre. La marche et les mouvements n'occasionnent qu'une pesanteur dans les parties déclives et à la suite de fatigue.

Du côté droit, malgré la résistance des parois abdominales, on peut sentir le ligament rond. En arrière de cette saillie ligamenteuse je n'arrive pas à sentir de tumeur ni à provoquer de la douleur.

13 mars. En palpant avec soin la région gauche on sent la même petite tumeur et au même point, quoiqu'il ne survienne pas de contraction utérine. La douleur provoquée en appuyant à cet endroit est assez vive pour que la patiente se refuse à une exploration nouvelle; soubresaut au moment où le petit corps passe sous le doigt.

Accouchement le 22 mars en O. I. D. P. réduite. Garçon pesant 3,050 gr. — Pendant le tralvail, la parturiente n'a nullement ressenti la douleur ovarique provoquée par nous à plusieurs reprises pendant son séjour au dortoir. Les douleurs intermittentes avaient leur maximum à la région sus-pubienne.

Le 28. Pendant les premiers jours qui suivirent l'accouchement, quelques coliques qui sont aujourd'hui calmées. Utérus rétracté, fond à 9 cent. au-dessus de la symphyse. Tout le corps de l'organe est légèrement sensible à la palpation. Sur les parties latérales, on ne provoque pas de douleur localisée comme avant l'accouchement.

Sortie le 7 avril.

OBS. XXVI. — Utérus rigide, O. I. G. A. Douleur ovarique gauche très-vive.

Gui, 22 ans, primipare, entre à la clinique le 3 avril 1879. Tempérament nerveux; pas d'attaques d'hytérie.

Bien portante pendant sa grossesse. Varices aux membres inférieurs. Depuis quelques jours elle éprouve de la gêne dans le bas-ventre quand elle se baisse, mais la souffrance occasionnée par ces mouvements ne ressemble en rien à la douleur ovarique provoquée dont nous allons parler.

Utérus incliné à droite, à 38 cent. au-dessus de la symphyse, 20 cent. au-dessus de l'ombilic. La paroi utérine est dans un état constant de rigidité qui rend le diagnostic de la position difficile par la palpation, on reconnaît cependant une O. I. G. A.

Sur le côté gauche on trouve, par la palpation, une petite tumeur du volume et de la forme d'une grosse olive, un peu allongée à ses deux extrémités, dont la pression est très-douloureuse. Dès que le doigt arrive à comprimer ce petit corps, la patiente fait des grimaces, se plaint fortement, et exécute des mouvements de retrait, en même le temps qu'elle cherche avec sa main à écarter celle de l'observateur. Le siége est à 9 cent. de l'épine iliaque antéro-supérieure, à 18 cent. de l'ombilic, 6 cent. au-dessus de la ligne qui va de l'ombilic à l'épine iliaque.

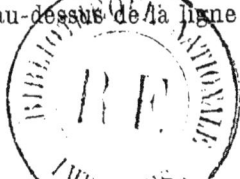

L'exploration est rendue plus facile si on se place du côté opposé et si on fait incliner la femme sur le côté droit.

M. le professeur Depaul, sur notre demande, veut bien examiner cette femme le 14 avril. Il rencontre comme nous par la palpation la petite tumeur annexée au côté gauche de l'utérus, très-mobile. La femme se plaint à ce moment de l'examen. M. Depaul, après avoir senti très-nettement une première fois ce petit corps, cherche en vain pendant quelques instants à le retrouver ; la grande mobilité le rend difficile à saisir et comprimer entre la main et les parois utérines.

23 avril. Utérus incliné à gauche, 12 cent. au-dessus de la symphyse. Corps de l'organe un peu sensible à la palpation. On ne développe pas de douleur sur les parties latérales.

Sortie le 8 mai.

### CINQUIÈME GROUPE.

OBS. XXVII. — Hystérie. Fœtus volumineux. O. I. G. A. Douleur ovarique double.

Delahaye, 18 ans, primipare, entre à la clinique d'accouchements le 28 mars 1879, — N'a fait aucune maladie. N'a jamais eu de grandes attaques d'hystérie ; mais elle est d'un tempérament très-nerveux.

Depuis l'âge de 16 ans, elle est extrêmement impressionnable. Chaque fois qu'elle a une contrariété, elle reste quelques minutes dans un état nerveux particulier et indépendant de sa volonté, état d'agacement général ; elle se mord, se tire les cheveux, éprouve des sensations d'étouffement, et ressent de la douleur dans la fosse iliaque gauche. Il ne manque que l'attaque convulsive pour constituer un tableau complet de l'hystérie.

Elle a été réglée pour la première fois à l'âge de 13 ans, et la menstruation s'est toujours bien effectuée depuis lors. Dernières règles le 24 juin 1878.

Examen du 1er avril. Utérus incliné à droite, volumineux, 37 cent. au-dessus de la symphyse, 19 cent. au-dessus de l'ombilic, 4 cent. au-dessous de l'appendice xyphoïde. Présentation du sommet O. I. G. A. Tête au niveau du détroit supérieur à travers lequel elle commence à s'engager ; dos à gauche et en avant ; petits membres à droite et au fond de l'utérus.

Par la palpation de la partie latérale gauche, on sent le ligament rond de ce côté, faisant une saillie peu volumineuse, de la grosseur d'une plume de corbeau, accolée à l'utérus, partant de la partie moyenne de l'organe, et qu'on peut suivre vers les parties déclives jusque près du pli de l'aine. La pression n'en est pas douloureuse.

A 6 cent. au-dessus et en arrière de ce ligament rond, on fait rouler sous le doigt un petit corps ovalaire, allongé, placé obliquement de haut en bas et de dedans en dehors, mobile transversalement. Sa situation sur la matrice correspond à la région dorsale du fœtus, et si on le comprime contre la paroi de l'organe, en provoque une douleur vive. Il siége à 9 cent. 1.2 de l'épine iliaque antéro-supérieure, à 17 cent. de l'ombilic, 7 à 8 cent. au-dessus de la ligne qui s'étend de l'épine iliaque à l'ombilic.

La douleur provoquée est passagère, cesse en même temps que la pression de cette petite tumeur, n'a pas d'irradiations. Elle est caractérisée par la patiente de l'épithète d'*énervante*. Elle n'a jamais été ressentie avant l'examen.

Du côté droit, on arrive aussi à sentir, quoique moins nettement qu'à gauche, un petit corps mobile dont la pression est aussi très-douloureuse. Même douleur, qui, d'après le dire de la femme, retentit sur l'état général et lui fait éprouver comme le début des sensations qui lui surviennent à la suite de vives contrariétés. Pour provoquer cette douleur du côté droit, et se rendre compte de son point de départ, il faut faire incliner la patiente sur le côté gauche, enfoncer les doigts profondément dans le flanc, et les ramener vers l'utérus. Le siége est donc plus en arrière, plus profond qu'à gauche : à 6 cent. de l'épine iliaque, à 19 cent. de l'ombilic.

La paroi utérine est résistante, le fœtus volumineux.

4 avril. Examen pendant le travail. La tête est sur le plancher périnéal, la rotation déjà effectuée. Le fond de l'utérus est à 34 cent. au-dessus de la symphyse.

Je provoque la douleur ovarique gauche dans l'intervalle de deux contractions, à 6 cent. de l'épine iliaque, à 16 cent. et demi de l'ombilic, à peu près sur l'horizontale partant de l'ombilic, 5 ou 6 cent. au-dessus de la ligne qui va de l'épine iliaque à l'ombilic. C'est la même douleur que celle provoquée le 1er avril. Elle n'avait pas été ressentie depuis lors. Les contractions douloureuses de la matrice ne la réveillent pas.

Accouchement à 11 heures 3[4 du matin, garçon, 3,740 grammes.

5 avril. Inclinaison latérale droite de l'utérus, corps de l'organe indolore spontanément et à la palpation. Fond à 23 cent. au-dessus de la symphyse pubienne, trois travers de doigt au-dessus de l'ombilic.

On retrouve du côté gauche un point douloureux à la pression, localisé, à 8 cent. de l'épine iliaque, 10 cent. de l'ombilic, 3 cent. au-dessus de la ligne qui va de l'épine iliaque à l'ombilic.

Du côté droit, on réveille aussi la douleur ovarique, à 7 cent. de l'ombilic, à 9 cent. de l'épine iliaque, 2 cent. au-dessous de la ligne qui réunit ces deux points de repère.

Ces douleurs provoquées ont bien les mêmes caractères, c'est la femme qui le dit, que les douleurs provoquées pendant la grossesse, mais elles sont beaucoup moins vives.

D'ailleurs on ne distingue pas de tumeur ovarique au milieu des parties molles des régions latérales de l'utérus.

9 avril. La pression réveille encore de la douleur de chaque côté au niveau des cornes de l'utérus qui remonte encore à 14 cent. au-dessus de la symphyse.

12 avril. Utérus à 10 cent. au-dessus de la symphyse ; la douleur du côté gauche seule est provoquée.

14 avril. La femme sort bien portante de l'hôpital.

Obs. XXVIII. — Hystérie. Douleur ovarique double.

Maury, fleuriste, 19 ans et demi, primipare, entre à la Clinique d'accouchements, en mars 1879. Bien réglée, tous les mois deux jours. Hystérique. Date des dernières règles indéterminée.

Utérus à 38 cent. au-dessus de la symphyse, 19 cent. au-dessus de l'ombilic. Pas d'inclinaison latérale.

Du côté gauche, la pression provoque une douleur vive, en un point qui est un peu au-dessus du plan horizontal passant sur l'ombilic, à 6 cent. et demi de l'épine iliaque, à 19 cent. de l'ombilic. La douleur est très-localisée. La patiente se retire brusquement dès que le doigt de l'explorateur presse en cet endroit. Le ligament rond du même côté est accessible à 6 cent. en avant de ce point douloureux.

Du côté droit, douleur ayant les mêmes caractères quand on presse à 5 cent. et demi de l'épine iliaque, à 20 cent. de l'ombilic. Cette douleur provoquée, d'après le dire de la femme, l'agace et l'énerve.

La tête est dans la fosse iliaque gauche (léger rétrécissement du bassin), le dos paraît être tout à fait en arrière. Les parois utérines se laissent déprimer au niveau des deux régions ovariques ; aussi provoque-t-on de la douleur, sans reconnaître de petite tumeur.

Mêmes phénomènes à plusieurs examens postérieurs.

Accouchement le 13 avril, garçon, 3,335 grammes. Rien à noter au point de vue de la douleur ovarique pendant le travail. Je n'ai pas suivi les suites de couche. Sortie le 1er mai.

Obs. XXIX. — Fœtus volumineux (4450 grammes), O. I. G. A. Douleur ovarique gauche. Douleur ovarique droite moins vive qu'à gauche.

Houbre (Marg.), 21 ans, primipare, entre à la clinique d'accouchements le 14 mars 1879. Réglée pour la première fois à 17 ans. Tempérament nerveux. Dernières règles le 1er mai 1879.

A plusieurs examens successifs, l'auscultation et la palpation font reconnaître une présentation du sommet, position O. I. G. A.

23 mars. Même présentation et position. Le dos est dirigé du côté gauche, la tête au niveau du détroit supérieur commençant à s'engager. Le fœtus paraît volumineux. Utérus incliné à droite, remontant à 38 cent. au-dessus de la symphyse, 18 cent. au-dessus de l'ombilic.

Du côté gauche on sent le ligament rond qui paraît avoir le volume d'une plume d'oie. Il se perd dans la paroi utérine en un point qui est à 14 cent. de l'épine iliaque, et 14 cent. de l'ombilic, à quelques centimètres au-dessus de la ligne qui va de l'ombilic à l'épine iliaque. La pression n'en est pas douloureuse. A 5 cent. environ en arrière de ce point de jonction du ligament avec l'utérus, petite tumeur mobile, du volume d'une amande, dont la pression est très-douloureuse; siégeant à 9 cent. et demi de l'épine iliaque, à 19 cent. de l'ombilic, 6 cent. et demi au-dessus de la ligne qui va de l'épine iliaque à l'ombilic. La douleur est localisée et ne dure que le temps de la pression de cette petite tumeur.

Du côté droit, mais seulement pendant une contraction utérine, la pression provoque de la douleur en un point qui, par rapport à celui de gauche, est situé plus bas et plus en arrière. On n'arrive pas de ce côté à distinguer l'ovaire qui en est probablement aussi le point de départ.

A plusieurs examens postérieurs, la position restant la même, on retrouve chaque fois du côté gauche et au même point la petite tumeur très-douloureuse à la pression. Elle est située assez profondément et en arrière; il faut, pour l'atteindre, enfoncer d'abord la pulpe des doigts dans le flanc, et les ramener sur la face latérale de la matrice.

Cette douleur n'est pas survenue spontanément, ni avant, ni après nos examens.

Des douleurs spontanées surviennent dans le bas-ventre quelques jours avant l'accouchement, mais la femme distingue bien ces douleurs de celle que nous avons provoquée par la palpation. Elles n'ont d'ailleurs pas le même siége, occupent la région hypogastrique.

Accouchement le 23 avril. Garçon 4550 gr. Pendant le travail, douleurs de reins et de la région sus-pubienne. Rien de particulier au point ovarique.

Suites de couches pathologiques (inflammation du ligament large) qui retiennent la malade à l'hôpital jusqu'au 29 mai. En raison de la sensibilité du bas-ventre, je n'ai pratiqué aucune exploration après l'accouchement.

Obs. XXX. — O. I. D. P. Douleur ovarique droite. Douleur ovarique gauche pendant une contraction utérine. Phlegmasie périutérine.

Steskal (Julia), 18 ans et demi, multipare, enceinte de huit mois et demi vient consulter à la clinique le 12 mars 1879. C'est une femme nerveuse, très-impressionnable. Elle a eu ses premières règles à l'âge de 12 ans.

Depuis son premier accouchement, elle a dû réclamer à plusieurs reprises des soins médicaux pour une inflammation péri-utérine, dont elle porte encore les traces. Elle ressent encore actuellement des douleurs lancinantes, beaucoup moins vives il est vrai qu'il y a quelques semaines. Le toucher vaginal fait constater (outre l'engagement de la tête dans le petit bassin) un empâtement douloureux, avec une sorte de bride cicatricielle occupant les culs-de-sac postérieur et latéral droit. Les tissus ont conservé leur souplesse et ne sont pas douloureux à la pression du doigt dans les culs-de-sac antérieur et latéral gauche. Le col est ramolli dans toute son étendue.

L'auscultation et le palper font reconnaître une position O. I. D. P. L'utérus remonte à 11 cent. au-dessus de l'ombilic, 28 cent. au-dessus de la symphyse.

Du côté droit, la palpation provoque une douleur vive, localisée, à 7 cent. de l'épine iliaque antéro-supérieure, 18 cent. de l'ombilic, 2 à 3 cent. au-dessous de la ligne qui va de l'épine iliaque à l'ombilic. Dès qu'on appuie en cet endroit, la malade exécute un soubresaut avec mouvement de retrait pour se dérober à la main de l'explorateur ; les parois abdominales se contractent brusquement. L'acuité de la douleur nous empêche d'insister sur l'examen et de reconnaître si le point de départ est dans la tumeur ovarique. A 5 cent. au-dessous et en avant de ce point douloureux, on trouve la saillie du ligament rond avec tous ses caractère.

Du côté gauche, pendant une contraction utérine seulement, je fais rouler sous mes doigts un petit corps ovalaire mobile, à 10 cent. de l'épine iliaque, 13 cent. de l'ombilic, 4 cent. au-dessous de la ligne qui va de l'ombilic à l'épine iliaque. La pression est douloureuse, et la patiente nous dit que c'est la même douleur que celle provoquée du côté droit. Pas plus d'un côté que de l'autre, cette douleur provoquée n'a d'irradiations. La contraction passée, on ne peut retrouver à gauche la petite tumeur douloureuse, tandis que du côté droit on peut reproduire à volonté la douleur.

Cette douleur provoquée n'est nullement confondue par la patiente avec ses douleurs hypogastriques qui n'ont pas le même caractère. Elle ne l'avait point ressentie avant notre examen.

Accouchement le 19 mars. Pendant les jours qui suivent, il y a des tranchées utérines.

22 mars. Les tranchées ont disparu. Corps de l'utérus indolore à la palpation, 14 cent. au-dessus de la symphyse, incliné à droite. On ne provoque de douleur ni d'un côté ni de l'autre sur ses parties latérales. On distingue encore le ligament rond droit.

2 avril. Sortie de la malade. L'utérus est au niveau du bord supérieur de la symphyse. La palpation abdominale ne réveille aucune douleur. Par le toucher vaginal, on trouve encore des signes de phlegmasie péri-utérine subaïgue, induration douloureuse dans les culs-de-sac latéral droit et postérieur. La marche est difficile et provoque de la gêne à l'hypogastre.

# CONCLUSIONS.

I. Le palper abdominal pratiqué à la fin de la grossesse peut produire sur les côtés de la matrice, chez un certain nombre de femmes, une douleur subite et parfois très-vive.

II. Cette douleur, outre ce caractère d'être provoquée, est toujours passagère et nettement localisée.

Si les conditions de l'examen restent les mêmes, l'explorateur peut la reproduire presque à volonté.

III. Elle n'apparaît que lorsqu'on presse contre l'utérus une petite tumeur mobile, à forme à peu près ovoïde.

Nous croyons, avec M. Budin, qui a le premier formulé cette opinion, que cette petite tumeur n'est autre chose que l'ovaire, dont la *compression* est douloureuse.

IV. Il paraît nécessaire le plus souvent, pour la production de cette douleur, qu'il y ait un *plan résistant* derrière la tumeur ovarique (région dorsale du fœtus, utérus contracté, etc.).

V. La douleur ovarique apparaît le plus fréquemment *à gauche* (inclinaison et torsion de l'utérus qui ramènent en avant son bord latéral gauche, fréquence des positions occipito-iliaque gauche antérieure.)

VI. Son lieu d'élection est aux environs d'une ligne qui va de l'épine iliaque antéro-supérieure à l'ombilic, ordinairement à quelques centimètres au-dessus (dans le dernier mois de la gestation.)

Nous avons obtenu comme distances moyennes les suivantes :

8 à 10 cent. de l'épine iliaque antérieure et supérieure.

17 à 19 cent. de l'ombilic.

6 cent. en arrière de la saillie formée par le ligament rond.

VII. Nos observations ne sont pas assez nombreuses pour nous permettre d'affirmer d'une façon absolue l'existence, pendant la grossesse et l'accouchement, de la douleur ovarique spontanée. Nous la croyons possible ; mais il faut pour cela une réunion exceptionnelle de circonstances tout à fait favorables.

VIII. Après l'accouchement, on peut, dans quelques cas, retrouver la douleur ovarique. Elle siége alors au-dessous de la ligne qui va de l'épine iliaque à l'ombilic.

# TABLE DES MATIÈRES

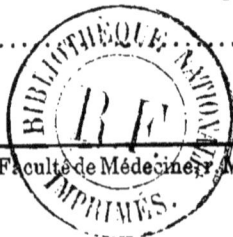

Paris.—A. Parent. imp. de la Faculté de Médecine, M.-le-Prince, 29-31.

BAILLY (Ch.). — **Traitement des ovariotomisées.** Considérations physiologiques sur la castration de la femme 1872, in-8 de 116 pages.     3 fr. »

BAUCHET (J.-L.). — **Anatomie pathologique des kystes de l'ovaire,** et de ses conséquences pour le diagnostic et le traitement de ces affections. 1859, in-4.     5 fr. »

BOIVIN (Mme) et DUGÈS. — **Anatomie pathologique de l'utérus et de ses annexes,** 1866, atlas in folio de 41 planches, coloriées, *représentant les principales altérations morbides des organes génitaux de la femme*, avec explication.     45 fr. »

CHAILLY HONORÉ. — **Traité pratique de l'art des accouchements.** *Sixième édition.* 1878, 1 vol. in-8, avec 282 figures et 1 pl.     10 fr. »

CHRISTOT. — **Ovariotomie.** Observations et tableau statistique. 1867, in-8.     1 fr. »

CHURCHILL (Fleetwood). — **Traité pratique des maladies des femmes,** hors de l'état de grossesse, pendant la grossesse et après l'accouchement, par Fleetwood CHURCHILL, professeur à l'Université de Dublin. Traduit de l'anglais. *Deuxième édition*, par M. le Dr A. LEBLOND. 1874, 1 vol. gr. in-8, XVI-1254 pages, avec 337 figures.     18 fr. »

CUYER (É.) et KUHFF (G.-A.). — **Les organes génitaux de l'homme et de la femme, structure et fonctions, formes extérieures, régions anatomiques, situation, rapports et usages,** démontrés à l'aide de planches coloriées, découpées et superposées, dessins d'après nature, par Edouard CUYER, lauréat de l'Ecole des Beaux-Arts, texte par G.-A. KUHFF, docteur en médecine, préparateur au laboratoire d'Anthropologie à l'Ecole des Hautes Etudes. Gr. in-8, 2 planches coloriées, découpées et superposées, avec 56 figures.     7 fr 50

GALLARD (T.). — **Leçons cliniques sur les maladies des femmes,** par T. GALLARD, médecin de la Pitié. *Seconde édition*, 1879, in-8, 700 pages avec figures.     13 fr. »

GALLARD (T.). — **Clinique médicale de la Pitié.** 1877, 1 vol. in-8, avec 25 figures.     10 fr. »

GALLEZ (Louis). — **Histoire des kystes de l'ovaire,** envisagée surtout au point de vue du diagnostic et du traitement. 1873, 1 vol. gr. in-4 de 706 p. avec 24 planches renfermant 112 figures.     12 fr. »

KOEBERLÉ. — **Des maladies des ovaires et de l'ovariotomie,** par E. KOEBERLÉ, professeur agrégé à la Faculté de médecine de Strasbourg. 1878, in-8, 135 pages avec figures.     4 fr. 50

MAYER. — **Conseils aux femmes sur l'âge de retour.** Médecine et hygiène. 1875, 1 vol. in-18 jésus de 256 pages.     3 fr. »

MENVILLE. — **Histoire philosophique et médicale de la femme.** *Seconde édition.* 1858, 3 vol. in-8 de chacun 600 pages.     10 fr. »

PÉNARD (Lucien). — **Guide pratique de l'accoucheur et de la sage-femme,** par Lucien PÉNARD, professeur d'accouchement à l'Ecole de médecine de Rochefort, *Cinquième édition.* 1879, in-18, XII-670 pages, avec 166 figures.     5 fr. »

RICHARD (David). — **Histoire de la génération chez l'homme et chez la femme,** par le docteur David RICHARD. 1875, 1 vol. in-8 de 350 pages, avec 8 planches gravées en taille douce et tirées en couleur, cartonné. 12 fr. »

SIMPSON. — **Clinique obstétricale et gynécologique,** par sir James Y SIMPSON, professeur d'accouchements à l'Université d'Edimbourg, traduit et annoté par le docteur G. CHANTREUIL, professeur agrégé de la Faculté de médecine de Paris. 1874, 1 vol. gr. in-8 de 820 pages, avec figures.     12 fr. »

Paris. — A. PARENT, imp. de la Faculté de Médecine, rue Monsieur-le-Prince, 29-31.

www.ingramcontent.com/pod-product-compliance
Lightning Source LLC
Chambersburg PA
CBHW071446200326
41519CB00019B/5637